主编 徐楠 卢勇舟

毛发健康全攻略

皮肤科医生来支招

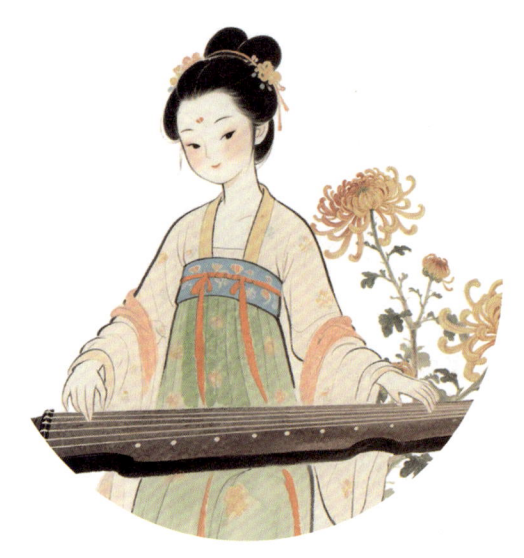

上海科技教育出版社

图书在版编目(CIP)数据

毛发健康全攻略:皮肤科医生来支招/徐楠,卢勇舟主编. --上海:上海科技教育出版社,2025.8. ISBN 978-7-5428-8454-1

Ⅰ. R322.99;R758.71

中国国家版本馆CIP数据核字第2025PQ0854号

责任编辑　杨　翎
装帧设计　杨　静

MAOFA JIANKANG QUANGONGLÜE

毛发健康全攻略

皮肤科医生来支招

主编　徐　楠　卢勇舟

出版发行	上海科技教育出版社有限公司
	(上海市闵行区号景路159弄A座8楼　邮政编码201101)
网　　址	www.sste.com　　www.ewen.co
经　　销	各地新华书店
印　　刷	上海颛辉印刷厂有限公司
开　　本	720×1000　1/16
印　　张	13.25
版　　次	2025年8月第1版
印　　次	2025年8月第1次印刷
书　　号	ISBN 978-7-5428-8454-1/R·504
定　　价	88.00元

主编简介

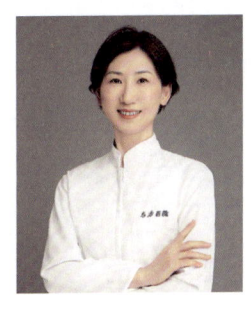

徐楠 医学博士，激光医学博士后，美国哈佛大学医学院高级访问学者，主任医师，博士生导师。上海市东方医院（北院）皮肤科主任，世界华人皮肤病专业委员会常委，上海市医学会医学美学与美容专科分会委员兼秘书，上海市浦东新区医学会皮肤性病学专委会主任委员。主持国家自然科学基金项目2项，发表论文数十篇。

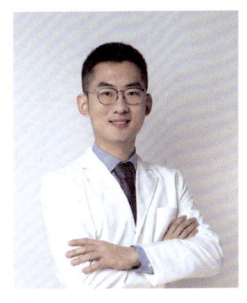

卢勇舟 医学硕士，同济大学皮肤性病学博士，主治医师。上海市浦东新区医学会皮肤性病学专委会委员。主持科研课题2项，国内外期刊发表论文20余篇，授权专利10余项。

编写者名单

主 编

徐 楠　卢勇舟

编 者

肖 琴　徐倩楠　贾传龙　蔡轶劼

龚诚宸　栾栋栋　郭 静　高 锦

绘图者

卢勇舟　郭 静　高 锦

序

有毛或没毛、毛多或毛少、毛长或毛短,以及毛的颜色或深浅,不仅是动物界判断雌雄老幼的重要标识之一,也是人类社会逐渐发展至今面临的新的审美问题。正如人有悲欢离合,月有阴晴圆缺,毛的生长也遵循着自然界的生命规律,具有一定的周期性和阶段性,并随着人们的年龄增长发生变化。而每个人又都想拥有健康和漂亮的毛发,总希望头发永远保持16岁那年的浓密乌黑,眼睫毛最好又长又翘。至于汗毛或腋毛,女性则希望越少、越细越好,这样才会让皮肤看起来更光洁。男性则想要、更要、还要,最好还有茂盛的腿毛、胸毛。可有时候毛发就像个青春期的孩子,逆反到不遂你愿。想要的没有,不想要的又偏偏多得要命,真是几家欢乐几家愁。当然,涉及毛发的诸多问题,原因也很复杂,除了难以改变的遗传和环境等因素,还可能源于你对毛发的了解不足。

本书将从毛发的起源出发,寻踪觅迹,沿着进化发展轨迹,为你铺开丰富精彩的"毛"生画卷。争取一书在手,带你全方位了解毛发的喜怒哀乐,粗浅地"对号入座"去发现毛发的相关问题，探寻可能的科技手段为毛发"锦上添花"。毕竟，毛发的健康，关乎你的健康和美丽。

2025 年 5 月

前　言

临床工作越久，就越能体会医学科普的重要性。这不仅是医患沟通的重要途径，也是患者了解疾病是否需要治疗、如何治疗、怎样获得更好疗效等问题的有力参考。随着人们对自身健康以及审美的关注度不断升级，毛发相关问题也逐渐凸显。

继 2024 年《肌肤焕新全攻略》出版后，团队笔耕不辍，再接再厉，用 1 年时间耐心打磨，针对有毛发困扰的朋友推出这本《毛发健康全攻略》。作为系列科普的姊妹篇，本书依然延续既往轻松、诙谐的风格，带大家走近毛发，了解毛发及其相关问题，重点是教大家如何科学护理，拥有健康的毛发。

全书共分为 8 章。第一章带你了解毛发的起源，近距离探索毛发的微观世界；第二章全面介绍毛发生理功能，解析其对身体健康的重大意义；第三章则转换视角，盘点毛发在文化圈和时尚圈中的地位，随着审美观的不断更迭，毛发也在顺势而为，不断变化；第四章总结人体与毛发相关的健康因素和信号；第五章开始关注毛发相关疾病，讨论其特征和表现；第六章进一步展开，详解不同的毛发问题所带来的生活困扰，适合大家进行初步"对号入座"；疾病的治疗很重要，但护理同样重要，第七章重点关注生活中的毛发护理方法，从洗剪吹到染植烫，从偏方秘籍到常见误区，应有尽有；最后一章，再次谈古论今，带大家感受科技发展的力量，并细数毛发领域那些高科技产品及理念如何帮助人们实现对美发的追求。

希望本书的介绍，能让你在潜移默化中纠正不良习惯，让毛发更健康，让秀发更美丽。

编 者

2025 年 5 月

目 录

上篇　惹人爱的毛发

第一章　初识那一撮毛儿 \ 4
1. 毛发起源与进化 \ 4
2. 毛发的生长周期 \ 8
3. 毛发微观结构探秘 \ 11

第二章　绝妙的生理功能 \ 14
1. 抵御外界的第一道防线 \ 14
2. 智能温控系统的作用 \ 19
3. 外界信息的传递者 \ 24
4. 对皮肤微环境的影响 \ 28

第三章　新奇的文化属性 \ 32

1. 在求偶互动中的角色 \ 32
2. 古今的审美流变 \ 37
3. 时尚引领下的商机 \ 41
4. 毛发文化全球巡礼 \ 46

第四章　毛儿与人体健康 \ 50

1. 反映健康状况的"信号" \ 50
2. 毛发活力与营养元素 \ 54
3. 压力、习惯与毛发 \ 58

下篇　惹人烦的毛发

第五章　毛儿的常见疾病 \ 64

1. 斑秃 \ 64

2 假性斑秃 \ 69

3 弥漫性脱发 \ 73

4 休止期脱发 \ 78

5 雄激素性秃发 \ 82

6 脱发性毛囊炎 \ 90

7 须部假性毛囊炎 \ 94

8 女性多毛症 \ 98

9 毛增多症 \ 102

10 毛发结构异常 \ 106

第六章 毛儿的生活困扰 \ 110

1 婴儿枕秃 \ 110

2 胎毛稀疏 \ 114

3 毛发干枯分叉 \ 118

4 "黄毛丫头" \ 122

5 汗毛过重 \ 126

6 眉毛稀疏 \ 130

7 少年白发 \ 135

8 头发油腻味 \ 139

9 逆转白发 \ 143

第七章　毛儿的日常护理 \ 148

1 洗护的正确方式 \ 148

2 美发产品使用诀窍 \ 153

3 特殊职业毛发护理 \ 158

4 植发后护理手册 \ 165

5 避雷常见护理误区 \ 171

第八章 毛儿的医学修复 \ 176

1. 现代修复技术一览 \ 176
2. 科研新成就与毛发 \ 183
3. 科技助力毛发造型 \ 188
4. 古代脱发治法全景 \ 192

上篇

惹人爱的毛发

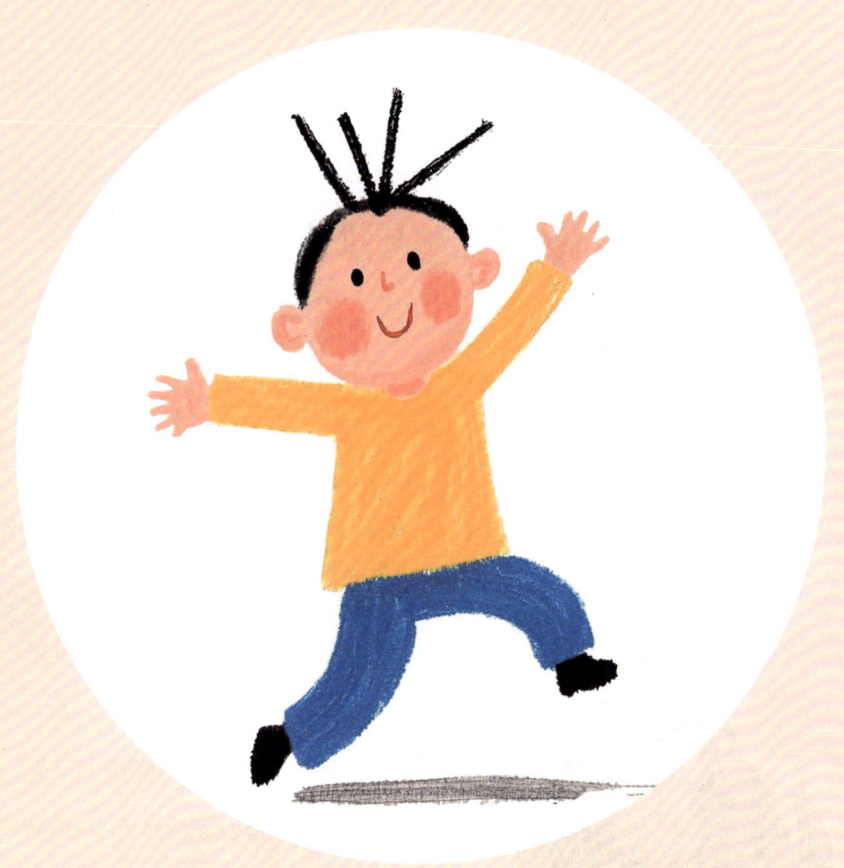

第一章　初识那一撮毛儿

1

毛发起源与进化

人类天生是不缺毛的，若将时光倒回至300万年前，我们的祖先作为标准的"猿"，毛发浓密、又长又厚，且遍布全身。随着时间的推移和人类的不断进化，毛发的量逐渐减少，变短变细，并开始重新分布。很难评价哪个更好或更好看，毕竟不同阶段的审美观和关注重点不同，就像胖或瘦都是阶段性被吹捧。100 kg体质量的人若出生在唐朝才能迈进当贵妃受宠的门槛，而如今则要担心代谢健康的问题。他们不但是商家宣传"减肥药""溶脂针"的主要对象，也是国家号召积极减重的重点目标。

一、进化中的毛发

说回毛发，经历这么长的历史跨度，

发生变化是必然的。但是毛发作为皮肤的附属器官,除了具有审美意义外,对老祖宗的生存意义更大。为什么除了人类外,大部分哺乳动物的毛发量没有太大改变?主要是因为被覆全身的毛发能保护皮肤和身体,冬天御寒、夏季隔热,并抵挡紫外线的辐射,对维持生理机能不可或缺。人类率先抢跑到食物链的最顶端,也就得付出点儿代价,比如掉毛。

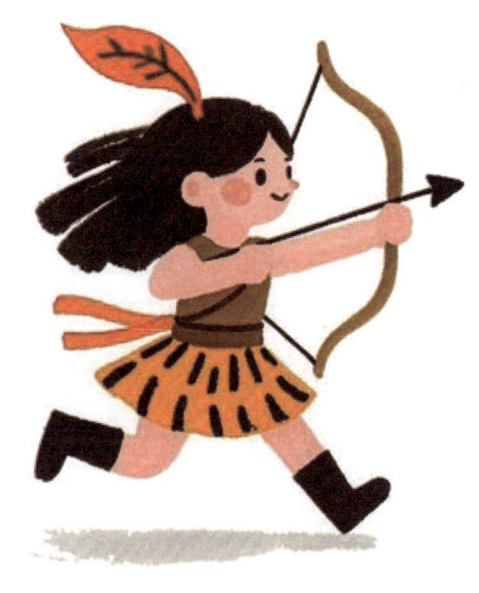

人类祖先在长达 200 万年的第四纪冰期依靠毛发御寒,为了活下去还得吃饭,那时候的"吃饭"可不是现如今的"四菜一汤"或山珍海味,而是代表着要不停地奔跑、狩猎。在拼个你死我活的原始社会,猎手在猎物的眼中同样是食物,正所谓"弱肉强食,强者活"。为了活下来,聪明的祖先被动选择了进化,从四肢着地到逐渐强壮臂力,被解放的双手学习使用工具、拉弓射箭,腿则专注于奔跑,快速奔跑、持久奔跑,从而大大提高了狩猎效率。剧烈运动伴随的是大量出汗,想象一下,若是穿着裘皮大衣去参加马拉松,会是什么结果?大概率会热休克吧!所以在这场漫长的优胜劣汰过程中,最早有能力排汗通畅的祖先获得了优先生存权,并将发达的毛囊和汗腺基因一代代传承下去,进一步优化。毛少了自然会发冷,为了避寒躲雨,祖先们的居所从天然山洞升级到自建房屋,狩猎得到的动物皮毛也被再利用做成御寒的衣物。自此,从形态上,开始出现现代人的

雏形，推算一下，建筑业和时装（时尚）的起源大概率从此同步开始。

二、人体分布

尽管经过进化的现代人与祖先相比，肉眼可见的毛发少了很多，但毛囊仍然几乎遍布全身，只有极少数部位缺如，包括掌跖、手指的指腹、嘴唇、乳头、男性龟头和包皮内侧等，其他部位有毛囊在就该有毛发。就个体而言，毛囊的发育在胚胎第 9 周时就已经初见雏形，最先出现在眉部、上唇及下颌等处，到了大概 4 个月胎龄时，其他部位的毛囊也逐渐发育，到 5~6 个月胎龄时基本上发育完全，也就是从还未出生的这一刻起，你此生拥有的最大毛囊（毛发）数量基本定型，一直到成人期都不会再有机会增加了。区别仅仅在于密度，你日后长胖一些，则毛发分布可能会显得更稀疏，反之如果身材精瘦，体表面积相对缩小，那毛囊（毛发）就会看上去更浓密。当然，毛囊分布部位的差异也很大。以成年男性为例，平均毛囊总数约为 500 万个，其中 1/5 在头部，头皮约有 100 万个毛囊，记住这些数字，对于男人来说非常重要。另外，还有一组数字请大家关注，还是以头皮为例，

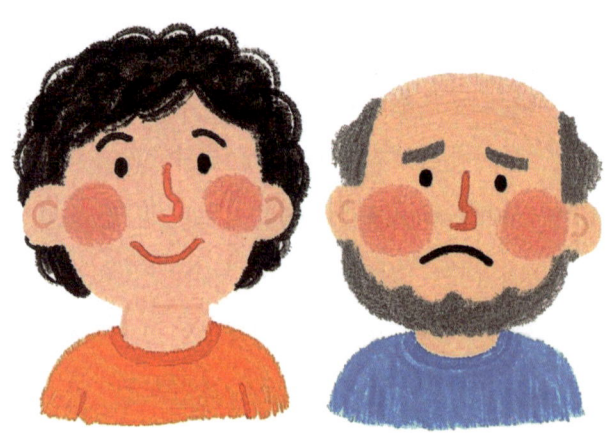

随着年龄增长，毛囊的绝对数量也会随之减少，20~30岁处于顶峰时期，每平方厘米约有615个毛囊，30~50岁减少到485个毛囊，到了80岁后，就只有435个毛囊了。虽然有个体差异，但作为自然规律，纵向比较，谁都无法例外。也就是说，毛发会越来越少，你得学会接受。了解了这些数字，你就应该更珍惜毛囊。20岁的年龄和茂密的头发，任谁都再也回不去了。

三、分类和特征

毛发总体可以分为终毛和毳毛两种。怎么区别？很简单，肉眼看上去很明显的就是终毛，无论位置、形态等，比如头发、眉毛、睫毛、腋毛、阴毛等，每个人几乎都会有，也都在相似的位置。终毛又可以分为长毛、中毛及短毛，标准是毛发生长长度的"天花板"，比如头发若不修剪，就会一直长到很长，故而被称为长毛；而眉毛、睫毛一辈子不修剪也不大会遮住眼睛，就被定义为短毛；夹在中间不长不短的腋毛和阴毛等，只能被称为中毛。毳毛的特点是细、短、浅，就是遍布身体的汗毛，多细、多短、多浅则与部位、性别及人种有关。一般女性的毳毛比较不明显，且几乎所有女性都希望自己的汗毛不明显。男性则先天性体毛较重，甚至会有胸毛、指毛。这种差异放在不同人种之间就更大了。你看欧美大部分男性，手臂或胸口浓密的汗毛让蚊子无从下口，下肢看上去就像穿了秋裤。亚洲男性类似情况的比例较小。这种体毛量若放在女性身上估计要"社死[①]"，即使"倾家荡产"也要去做脱毛治疗。其实，体毛茂密与否也没有绝对的好坏或美丑之分，全看个人喜好，尤其在现代社会，毛发基本上没有涉及生存和繁衍功能，所以，这些特点和差异在进化过程中越来越被弱化。

[①]社死：社会性死亡的简称。此处含义为在大庭广众之下出丑、丢脸。

毛发的生长周期

终毛的生长具有周期性,而且受以内分泌为主等各种因素调节,其中涉及雄激素和甲状腺激素出现明显波动或异常的疾病,临床症状多会伴随毛发的改变。在这里先埋个伏笔,相关疾病将于后文再展开叙述。

一、生长周期

毛发的周期性生长在一定程度上反映了人类的动物性特质,就像绝大多数哺乳动物,都会随着季节、环境的变化掉毛或长毛。此外,毛囊会坚守自身的周期性原则,就像一只需要冬眠的动物,经历无数次生长期、休止期及退行期。以头发为例,生长期相对较长,可以维持2~7年,意味着单个毛囊持续工作至少2年以上。但工作再勤奋、再"劳模",到了年龄都得面临"退休",这也就是为什么头发长度吉尼斯世界纪录的印度保持者,其头发长度测量下来也只有2.4米。因为毛囊也会累,也"卷"不动了,这代表着单个毛囊的生长极限。

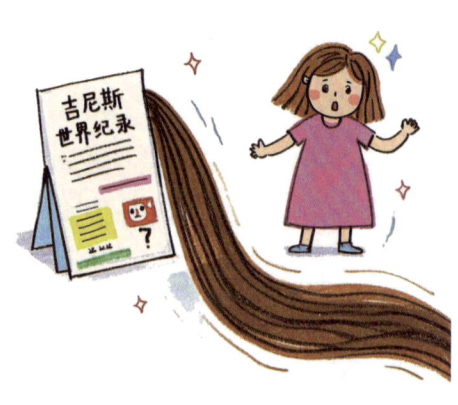

数年不分昼夜地持续工作后,倍感倦怠的毛囊会给自己放

个假,进入休止期和退行期,分别为 2~3 周和 2~3 个月。进入这个阶段,毛发停止生长,毛囊则逐渐萎缩变小,直到其无法供应毛发营养后,毛发就此脱落。处于不同阶段的毛囊比例总体会保持动态平衡。还是以头发为例,在某一时刻,平均有 85% 的毛囊处于生长期,14% 处于休止期,仅 1% 处于退行期。你每天洗头、扫地,或在枕头上发现脱落的头发数量,就是处于退行期这 1% 的量。按照这个比例,平均每天脱发量在 100 根以内是可接受的,或者是正常的。当然,你也得知道,这只是

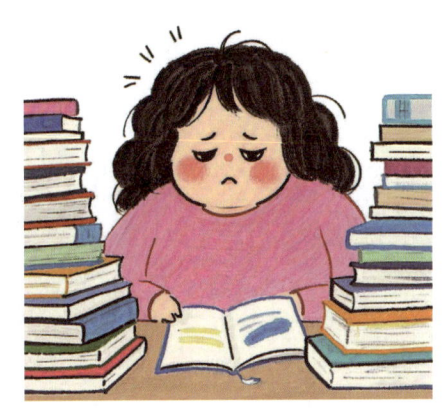

一个相对的比例,应该感谢毛囊的团结,不至于让这个比例有太大波动,某天多一点儿,某天少一点儿,都不影响大局。这个数字标准有助于在日常生活中初步判断脱发情况,而非让你认死理地"对号入座",评估自己是不是脱发。正如每天都会发现掉发,与此同时,每天也会有新发逐渐萌出,维持一个相对动态的平衡,才不至于让我们的总发量有明显变化。

二、生长速度

毛发生长有周期,生长速度也有区别。头发的生长速度是最快的,处于生长期的头发每天可以长 0.35~0.37 mm,头顶部更快些,前额部最慢,所以剪头发的频次要根据头发生长速度而定,且并非仅仅为了剪短,前文也提到毛囊处于动态平衡中,头发不仅在变长,发型也逐渐变乱。剪发更是为了修剪不同步生长的头发,维持发型。从性别上讲,也许大家会认为

男性剪头发更频繁，是不是生长速度更快？但实际上，相同年龄女性的头发生长速度要快于男性，除了在青春期前这个阶段，男孩儿胜出。如果不考虑性别因素，15~30岁是毛发快速生长的高峰期。此外，季节也会影响毛发生长，3月春暖花开之际，毛发如植物般开始发力生长，待到金秋十月，头发生长变缓，逐渐蓄力，贴心地帮你节省一些理发支出。

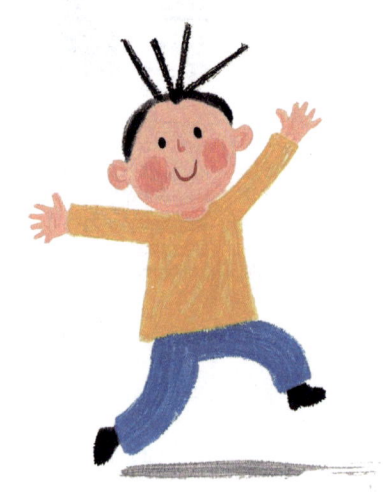

3

毛发微观结构探秘

都说心细如发,但就是这细细的一根头发,如果拦腰断开,从横切面观察结构的话,居然还能分5层,由外至内分别叫作外毛根鞘、内毛根鞘、毛护膜、毛皮质及毛髓质。话说5层结构着实分得有点儿困难,因此,特别细的汗毛不具备毛髓质。

一、毛髓质和毛皮质

毛髓质位于最核心,当然也最重要,因为其的构成全部是活细胞。但相较于其他器官,这些细胞不完整,缺乏细胞核和细胞器,细胞内充斥着异常致密的颗粒和细丝,混杂缠绕在一起形成不含硫的无定形软角蛋白,作为毛发的核心。再往外是毛皮质,含量最多的成分还是角蛋白,富含的半胱氨酸是一种硫化氨基酸,分子和分子之间由二硫键连接。别小看这个化学结构,它可是具有非常强大的吸引力,赋予了头发刚性与抗性。如果你稍用力拉扯头发两端,无法扯断的同时还会感

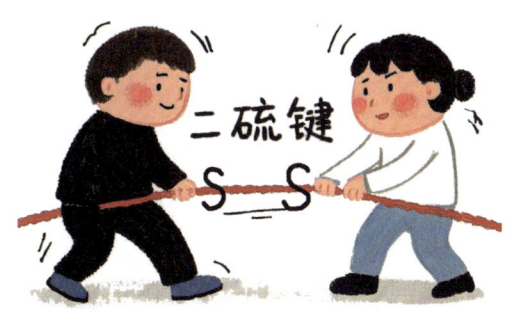

到有微微的弹性，这就是二硫键的力量。刚洗完的头发富含水分，是二硫键最脆弱的时刻，因此湿发更容易被拉断。毛髓质和毛皮质都含有色素颗粒，决定着头发的颜色并保证色泽均匀。生活中的你如若喜欢折腾头发，无论烫发或染发，都无一例外要破坏其原有的结构，才能让发质和色彩发生改变，其中不仅涉及二硫键和色素颗粒，大量角蛋白也会受损伤。你看，时尚的本质都是以头发和头皮的健康为代价的。

二、毛发组成细胞

毛发的细胞在形态上标新立异，不像皮肤的角质形成细胞，要么圆圆的，要么多触角，大部分毛发细胞表里如一，多呈细丝形状，并聚集成束，与毛发的长轴平行。所以用肉眼从宏观上看，毛发才能看上去一丝一丝的，与微观世界完美同步。最外层的外毛根鞘细胞容易受到外界干扰而角化（干裂），结构也相当松散。当你在广告上看到头发变得干枯的镜头中像鱼鳞或树皮样的毛鳞片，那就是过度角化的外毛根鞘细胞，虽有些夸张，但也不失形象。从某种意义上讲，这层结构也具有生命，其与皮肤的表皮相延续，深入皮肤内部到达毛囊。

三、毛囊和毛乳头

毛囊内的毛乳头充斥着丰富的血管、神经、胶原纤维及成纤维细胞，所以单纯地剪头发不会有痛感，你最多能感到被触碰或抚摸。但如果是薅头发，或把头发连根拔出，那必然会痛，因为刺激到毛囊，

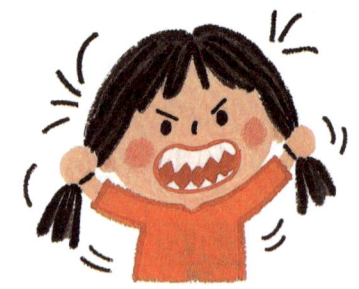

就牵扯到毛囊内的神经。能够减轻疼痛的办法也有,"天下武功,唯快不破",只要你速度够快,那就会让痛感大大减轻,所以真想拔掉白头发还怕痛,唯一的办法就是"拼手速"。

在毛发生长周期内,毛乳头发生相应的生长、萎缩等变化。决定这根毛发"生死"的,其实是隐藏在靠近立毛肌膨出位置的一群上皮细胞,目前猜测其具有干细胞特征,它们长期默默驻守,时刻准备着接受信号刺激。当这群细胞被启动后,就会让休止期毛囊重新进入生长期,开始毛发新一轮的生长之旅。因此,这群细胞也有潜质成为打通治疗脱发顽疾任督二脉的关键所在。

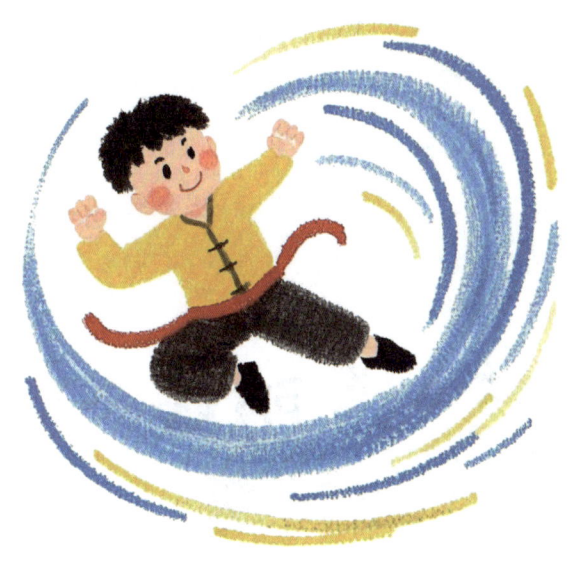

第二章 绝妙的生理功能

1

抵御外界的第一道防线

毛发是人类和大部分哺乳动物身体上的重要特征,其作用可不只是为了做造型或单纯好看,其存在的功能性才是生理必需。且不说冬天保暖、夏天散热离不开它,男女的外型差异也包括毛发的浓密稀疏与长短粗细。但这些真只是毛发功能的"皮毛",毛发作为皮肤的重要附属器官,与载体一起构成抵御外界刺激的坚固城墙,具有更多有趣又实用的功能。

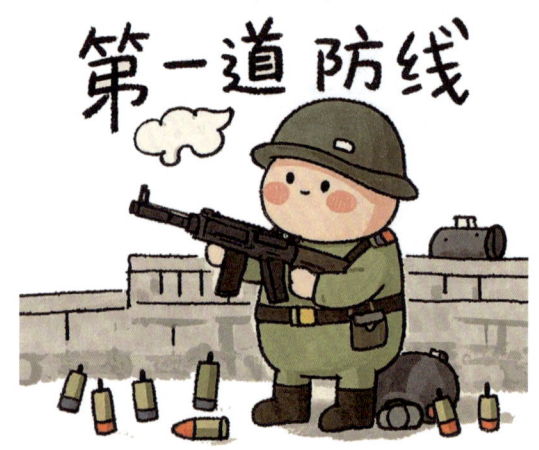

一、保护机体

毛发的重要功能之首是保护身体的卫士，是忠诚无二心的那种。眉毛作为眼睛的贴身"锦衣卫"，能有效防止汗水或雨水直接进入眼睛而产生刺激；睫毛好似"清道夫"，职业敏感性超强，能通过眨眼动作，配合泪液分泌，及时地将进入眼睛的外来物质清理出去，也能像闭合式纱窗一样选择性地阻止各种悬浮物的侵入；头发更像是为头皮撑起"保护伞"，抵挡紫外线直接刺激头皮，对外界撞击和摩擦也有一定缓冲效应，头发越茂密，防护效果越好。

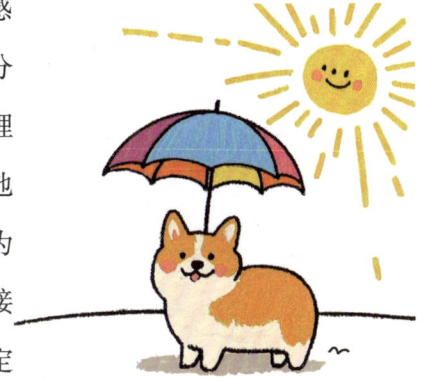

腋毛、胸毛等也并不是你想象中那般无所事事，有了它们，可以减少皮肤与衣物的摩擦，减少汗液聚积，保持皮肤表面适度干燥。不同位置的毛发发挥的保护作用方式不同，但以上的物理作用殊途同归，都是为了皮肤和身体的安全竭尽所能。

二、预防感染

皮肤表面大部分的毛囊与皮脂腺共用一个出口，皮脂腺会不断分泌一些弱酸性皮脂，起到滋润皮肤的作用。同时，这种分泌物还具有天然抗菌功效，对平衡体表微生物菌群、抑制有害菌滋生具有重要意义。这就像在构建一个天然的草原或森林，有利于维护环境的和谐。而毛发本身具备的空间效应可以在一定程度上减少皮肤与细菌等微生物的直接接触，帮助皮肤降低感染风险。

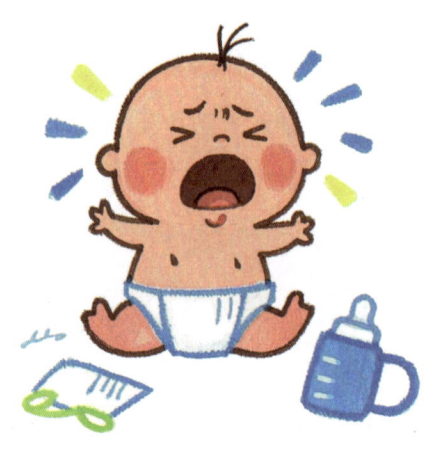

三、调节体温

同样的道理,毛发在调节体温方面的功劳也不小。毛发根部有肌肉控制,当肌肉紧张收缩时,毛发就会挺起腰杆,反之就会安静地伏在皮肤表面。因此,体毛会通过"起立""趴下"两种状态的变化,来帮助我们在一定范围内保持体表温度的恒定。天气寒冷时,体毛会自动竖起来,就像猫咪受到惊吓后"炸毛"一样,甚至可以看到肌肉收缩伴随的一颗颗鸡皮疙瘩。当所有体毛都立起来时,就相当于在皮肤表面形成一层空气隔离层,给皮肤加了一层"空调被",将身体的热量尽可能地锁住,以维持体温稳定。这个过程由交感神经控制,一旦身体感到寒冷,交感神经就会"上线",指挥毛发警觉起来,排队站岗,

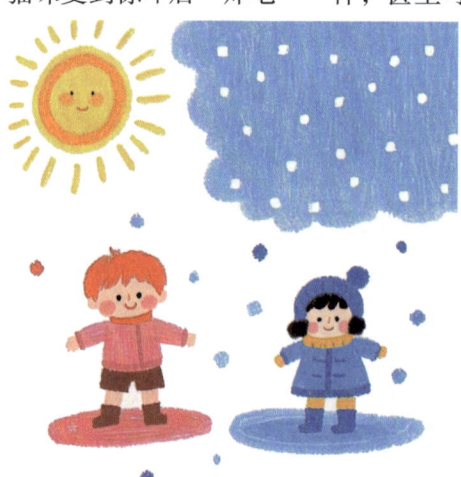

构建起保温屏障。相反，天气炎热时，温度升高，体毛也像植物缺水打蔫一样变得松松垮垮，便于皮肤表面的汗液更快地被引流、蒸发，顺便带走热量，辅助散热。

此外，覆盖的毛发也适当缩小了皮肤暴露面积，避免阳光直射而导致皮肤温度升高太快。这个道理有点儿像在酷暑天给冰淇淋盖棉被，有保冷作用。不得不说，现代人的体毛跟其他动物或老祖先相比少了很多，但留下的都是被生存法则筛选过的精华，头部、腋下、会阴这些部位的毛发依然保持着发挥散热功能的热情。

四、感知外界刺激

猫咪的胡须能够通过触觉丈量洞口，是基于毛发的触觉感知功能。人类进化后，这个功能随着废用性变弱，但并未完全成为"弃子"。毛发根部仍与皮肤表面的神经末梢紧密相连，当有外界物体接触到毛发时，通过毛囊周围的神经末梢感知后，信号快速传递给大脑，有助于及时察觉刺激，作出相应的反应。例如，凸出的眉毛和睫毛可以提前感知面部周围的细微变化，有风吹过或者有物体靠近眼睛时，睫毛的先知让我们通过不自觉的眨眼动作来保护眼睛。体毛也能帮我们及时感受到蚊子悄无声息地"着陆"，谁输谁赢就要拼速度了。正所谓皮毛一体，皮肤表面的很多感受器也齐上阵发挥作用，而非毛发一己之功。

五、反映个体信息

毛发的数量、质量和分布情况，能在一定程度上反映性别特征、年龄、健康状况等。青春期快速飙升的雄激素让胡须、胸毛等男性特征的毛发猛长，女性也会出现相应的特征性变化。随着年龄增长，毛发的数量减少，密度也逐渐降低，虽然这让人很悲伤，但其确实是衰老的标志之一。脱发、毛发稀疏、毛发变色等问题，可能跟内分泌、营养、精神压力等有关，这提醒我们及时关注某些疾病的发生发展，提前发现身体的潜在问题。

总之，毛发绝不仅是身体的外在装饰，或区分男女的标识，更是保护身体、调节体温、感知外界的重要防线，其与皮肤捆绑，帮我们挡风遮雨，体验世界。

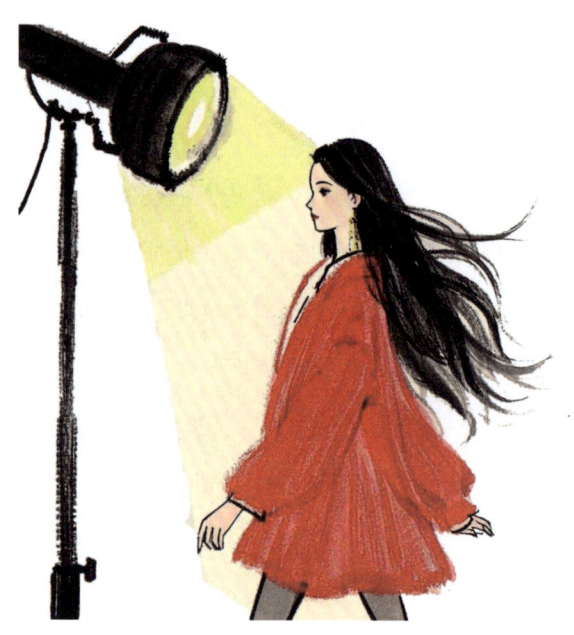

2 智能温控系统的作用

毛发附属于皮肤,辅助构成重要屏障,帮身体挡风遮雨的同时,还是"妈生空调",敏感又多疑,能时刻感知环境和体表的温度变化,实时动态调节,让身体内核更加稳定。

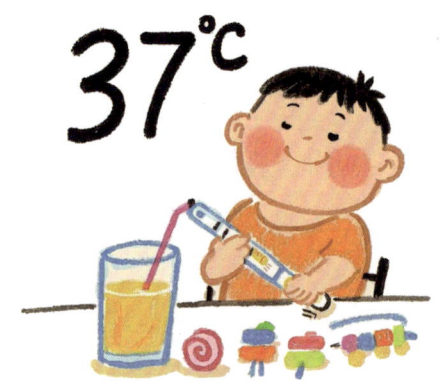

体温的相对稳定状态,对维持正常生命活动和新陈代谢至关重要。为什么发热是很多系统疾病的首发症状,这或许是疾病在刻意给我们机会,关注身体健康,及早发现问题。人类属于恒温动物,正常体温维持在36.5℃左右。为了保持稳定,生命密码中自动编程了一套复杂而精妙的生理调节机制,链条最前端的关键角色之一就是毛发,能帮助身体适应外界环境的温度变化,同时帮助调节体内的温度异常。大家都知道夏天剪短头发或扎马尾辫更凉快，而到了冬天，长发披肩不是因为懒，更因为能保暖，若不是为了形象，大家恨不得将假发套或帽子"焊"在头顶。

一、隔热御寒

寒冬的户外，尤其是北风呼啸，若皮肤没有遮挡，你会观察到汗毛直立，皮肤摸上去也疙疙瘩瘩的，这个过程被称为立毛反应。环境温度的降低让体温同步下降，信息传递到大脑，通过交感神经向毛囊中的竖毛肌发出收缩运动指令，于是毛发被牵扯着不得不竖起来。浓密的毛发之间会形成一层空气层，就像一床隐形的"空气被子"，发挥出色的隔热效果，能大大减少热量散失，为身体保暖。这一机制对除人类外的哺乳动物而言是生存的关键。常年生活在极寒地带的北极熊，它们厚厚的毛发在寒冷天气中竖立起来，就像温柔的"铠甲"，有效阻挡体内热量向外散发。而对于人类，漫长的进化让大部分毛发退出历史舞台，代之以衣服，但弱小的毛发仍不辱使命，尽力帮我们减少一些热量流失，保存实力，同时也证明自己的存在价值。

二、散热防暑

酷暑高温下，毛发也像被融化般变得松垮、东倒西歪，这种无序状态减少了皮肤表面的遮挡，同时有利于汗液蒸发，及时带走体表热量，为身体降温。此外，毛发处于松伏状态时，留出更多空间让空气在皮肤表面更顺畅地流通，促进体表的热量交换，避免热量在局部堆积。你看，虽然毛发本身并不直接参与散热，但通过改变形态和促进汗液蒸发，在散热的功劳簿上也留有浓墨重彩的一笔。

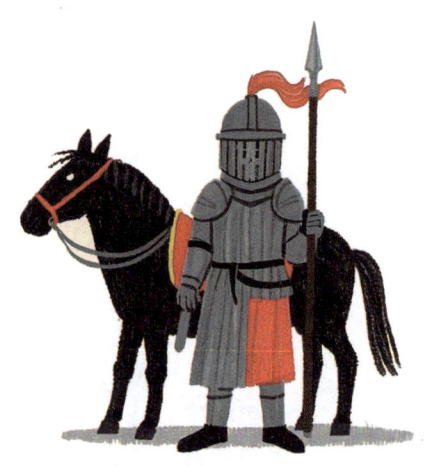

三、智能控温

哺乳动物的毛发根据结构和功能的差异,可以分为被毛和体毛,在控温方面各有各的绝招。被毛是覆盖在动物体表的外层毛发,通常浓密、厚实,就像人们冬天为保暖而穿的厚外套,可以有效避免外界温度的影响,主要功能就是保温,在寒冷环境中,它能将体内热量牢牢锁住。生活在极地地区的动物,它们不仅有厚实的被毛,还有厚重的皮下脂肪,双重防护让它们在零下几十摄氏度的极寒环境中,也得以生存得游刃有余。

人类可以选择生存地点,在进化中慢慢褪去夸张的厚被毛,剩余的体毛相对稀疏,但仍肩负着保温的生理功效,尤其是头发。人类的智商证明了脑袋的重要性,所以头发的重要功能之一就是保护头皮免受寒冷刺激,减少热量从头部流失,脑袋暖和了,才能维持思考,并深

度思考。体毛的功能会根据环境变化而及时调节,不再需要其发挥保暖作用时,工作模式会自动切换,辅助排汗、增大皮肤暴露面积,帮助身体散热。所以你看,身上没有一样东西是多余的,别为了不好看而刮除你认为多余的毛发,毛发长在哪里、长多少,都是肩负历史使命的。

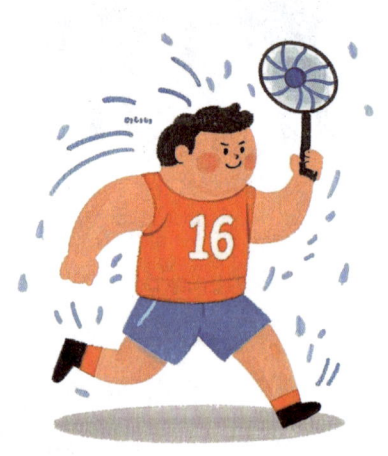

毛发控温功能的自我调整也跟随季节联动。大多数哺乳动物在寒冷季节会生出更加浓密的毛发,为自己保暖,为过冬做准备;到了夏天,则通过掉毛让毛发变得相对稀疏,减少热量在体内积聚,舒适度夏,所以动物们大都会出现季节性掉毛。与其说人类已丧失该特征,不如理解为人类根本不需要该项技能。随着季节更替,我们的汗腺功能和皮肤对热的反应会发生相应改变,同样有助于调节体温。但更智能的是,人类会通过空调

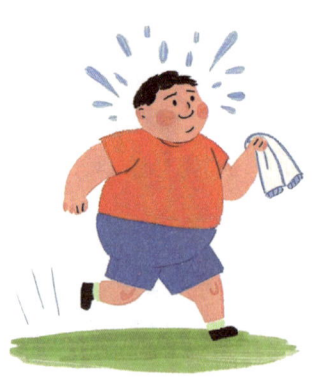

和增减衣物来让自己更舒适。随着科技的发展,毛发在体温调节领域的优势会越来越被弱化,但存在即是合理,这仍然不能成为你随意处置毛发的充足理由。

3

外界信息的传递者

毛发作为皮肤的"附属品",不仅具有保护功能,还凭借一套复杂而精妙的感知体系,将外界的各类信息传递给大脑,帮助我们对瞬息万变的环境及时作出反应。所谓"牵一发而动全身",可能就是这个道理。

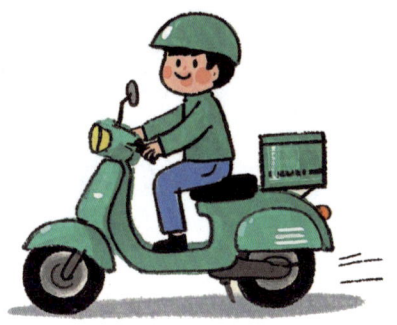

一、感知功能的机制

毛发的感知功能全部仰仗毛囊内的感受器。毛囊可不只是孕育毛发的"温床",也是感知外界刺激的"情报站"。毛发由毛囊生出,并稳稳地嵌在毛囊内,毛囊周围分布大量的神经末梢,像一只只灵敏的"触角",构成了毛发的触觉感受器。当来自外界的压力、拉力或振动作用在毛发上,诱发细微运动时,机关就会被触发,瞬间刺激周围神经末梢,神经传导层

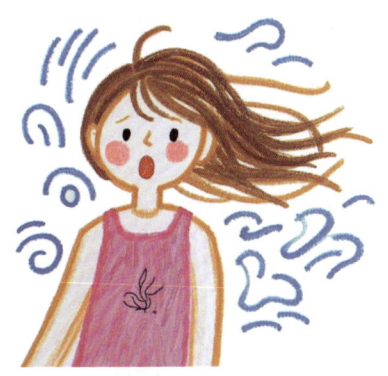

层递进，在最短的时间内汇集到作为中枢的大脑进行处理和解读，让人们精准地感知到外界的刺激，并指导作出后续反应。

二、感知系统的分类

毛发的感知系统可以分为机械感受和温度感受两大类。顾名思义，机械感受负责感知物理性刺激，包括各种压力、振动、牵扯等。机械感受器汇集了梅克尔触盘、麦斯纳氏小体、帕奇尼小体等不同类型。它们如同训练有素的"侦察兵"，守护在毛囊周围，各司其职，一点点风吹草动都会触发"一级警报"，不会放过每一个细微的刺激。温度感受则负责感知温度变化，包括环境和体表的温度。温度感受器位于皮肤表面，专注于捕捉冷热度的变化，就像精准的"内置温度计"，实时监测环境和体表温度的波动，任何超出临界的异常

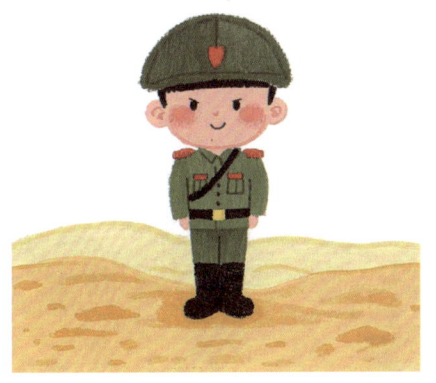

都会迅速反馈给大脑,通过毛发、肌肉等调节并保持温度的恒定。感知能力的大小与感受器的分布和密度,以及遗传因素有关,虽然有一定的个体差异,但区别不大,毕竟没人会感知不到被使劲儿拽头发。

三、感知的意义

也许你会问,小小的毛发感受到了外界变化有什么大用处呢?确实,人类在进化过程中容易犯忽略细节的错误,以至于不太重视这项功能的传承。比如猫科动物的毛发感知功能一直在升级,它们能用胡须丈量洞口的尺寸,评估自己的身体是否能穿得过去,但人类的胡须基本失去了存在的意义。动物在受到惊吓或遇到危险时,会弓起身体并全身"炸毛",以给敌人足够的震慑。这其实都是由毛发感知系统牵头启动的。当人类感到寒冷时,毛发也会不自觉地立起来,但这种立毛肌主导的生理性"炸毛",甚至没有太多机会被主体感知,因为我们会第一时间打开空调或裹上羽绒服。特别恐惧或愤怒时,毛发也会微微立起。古人的"怒发冲冠"就是同样的道理。

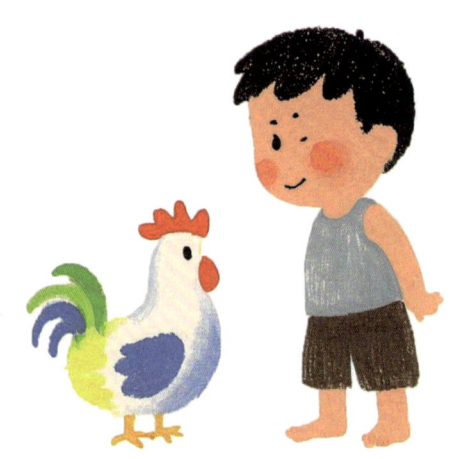

通过毛发的灵敏感知，我们享受于温暖的和风、轻柔的抚摸，也可以通过适度的按摩刺激毛囊，促进周围血液循环，还可以在强风呼啸或气候剧烈变化时，及时地调整姿势或行为，减少潜在危险。另外，在感知过程中，毛发还能激活皮肤的免疫反应，将感知信号传递给皮肤内的免疫细胞，释放细胞因子等活性物质，从而强化免疫系统的防御体系，帮助皮肤抵御外界病原体的侵害。

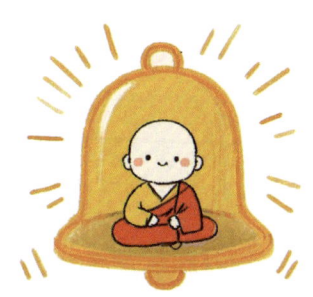

由此可见，毛发绝不仅是外观的点缀，更是皮肤感知外界、保护身体免受伤害的关键，在生命活动中发挥着不可或缺的作用。请善待毛发，因为它有生命、有想法，与皮肤一体，"升级打怪"，帮助我们体验美好的人生。

4 对皮肤微环境的影响

毛发是皮肤的重要附属器之一，但绝非仅限于附属地位，而是具有相对独立的功能，以帮助皮肤维持微环境稳定、促进皮肤健康。皮肤的微环境包括体表温度、湿度、酸碱度、微生物群落，以及皮脂、汗液分泌等多种生理状态的复杂系统，互相关联、相互影响，决定了皮肤的屏障功能、免疫反应及对外界刺激的适应性等多项能力。虽如此重要，但毛发从不傲娇，如同一位默默无闻的"扫地僧"，24小时"在线（on call）"，坚守岗位。

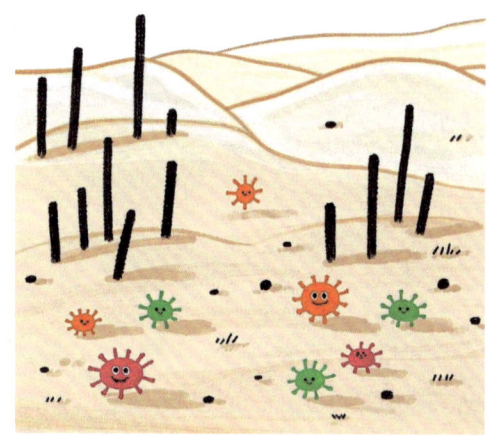

一、参与构筑皮肤屏障

毛囊虽小，但参与构成毛囊皮脂腺单位——由毛囊、毛根、毛干及附着于其共同开口的皮脂腺等共同组成。这个单位的正常运转与健康状况，会直接或间接地作用于皮肤微环境。为了保持皮肤表面及毛发持续滋润、不毛糙,毛囊说服皮脂腺组成利益共同体,共用一条分泌通道,因此,皮脂腺分泌的油脂就会雨露均沾地覆盖在毛发和皮肤表面,形成一层天然的润滑屏障,与角质层细胞共同维护皮肤屏障功能。

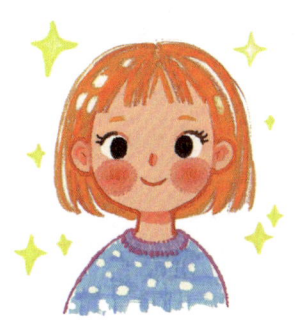

二、协助保持体表温度

体表温度在轻微波动下保持恒定,对人体健康非常重要。前面我们对毛发辅助的保温作用进行了深入解读,其动态调节过程涉及精准感知温度变化、实时切换保暖或散热模式、根据环境变化转换角色,还会拉上汗腺和肌肉一起发力,你每天的正常体温背后,总有它们在默默付出。

三、助力维持体表湿度

皮肤湿度同样是皮肤微环境的关键指标,在寒冷和干燥的环境中,毛发就像一层"纯天然打底衫(裤)",覆盖在皮肤表面,有效避免因水分过多流失导致的皮肤干燥、紧绷、脱屑,帮助皮肤维持"温热带气候"。毛发密集或相对密闭的区域,如头皮、腋下的保湿效果尤为优异。当然,这个过程少不了好搭档——皮脂腺的贡献,足够的皮脂分泌会形成天然保护膜,助力锁水和抵御外部污染物的侵入,弱酸性环境

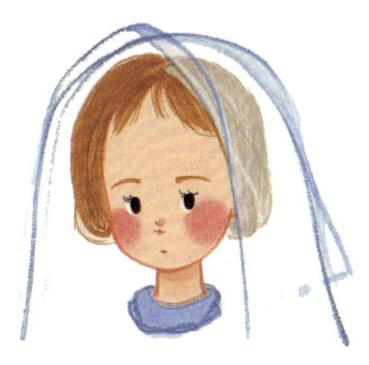

也在一定程度上抑制有害微生物的滋生。

四、调节局部菌群繁殖

说到微生物，若用放大镜观察皮肤貌似波澜不惊的表面，简直就是一个"疯狂动物城"，汇集了细菌、真菌、病毒等，它们既和谐共生，为了生存也如自然界般弱肉强食。毛发就像是森林中的树木草丛，为微生物提供了天然的栖息和庇护场所，头皮、腋下等毛发分布相对较密集的部位，是某些微生物偏爱聚集的主要区域。

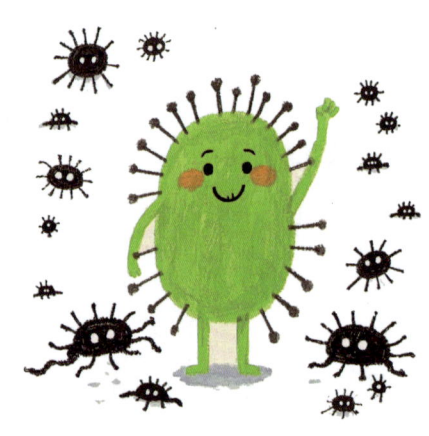

营造的适宜环境固然重要，丰富的油脂含量更为它们提供了充足的营养（食物）来源。正如季节有春、夏、秋、冬的更替，皮脂分泌也受身体环境影响，有淡季，有旺季。皮脂分泌过多会有利于以此为生的微生物种类过度繁殖，痤疮丙酸杆菌和马拉色菌就是代表。原因非常简单，食物多了，微生物就会只关注吃和排泄，痤疮和毛囊炎等问题接踵而来。在这个过程中，免疫系统的角色在于推波助澜，在感染的基础上加重炎症。健康的毛发和正常的皮脂分泌其实有助于维护皮肤的免疫屏障，预防优势菌群的过度生长繁殖。"双刃剑"无所谓好坏，就看你如何使用。

五、毛发损伤与皮肤微环境

很多因素都会影响毛发功能，进而导致微环境的不稳定。除外毛发本身的疾病，不科学的护理方式是最主要的本体原因。例如，保持造型用的染发剂、烫发液等化学产品，每次使用都会引发头皮的"大地震"，震后重建需要时间，且伤害是有记忆的。频繁过度地清洁头发和皮肤，也像自然界中的电闪雷鸣，如果恶劣天气持续，环境必然萧条，"城门失火，殃

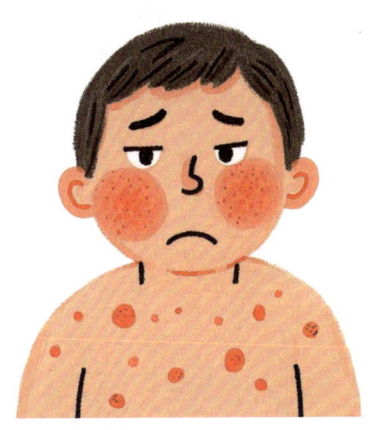

及池鱼"，就连好兄弟皮脂腺也无法独善其身，容易诱发皮肤及毛发干燥、感染、炎症、功能紊乱等。反复刮毛、脱毛就像森林野火，一波未平一波又起，结果就是毛囊没有机会萌新，被"封印"在休止期而无法自拔。久而久之，微环境必遭破坏，曾经的茂密变为荒芜，让皮肤如何自保？干燥、脱屑、过敏等皮肤问题在所难免。清洁过度不行，但切勿矫枉过正，尤其是毛发密集的部位，如不及时清洁，必将成为微生物泛滥成灾的"政治避难所"，也容易诱发皮肤及附属器的诸多灾难。

总之，毛发和皮肤一体，你中有我，我中有你，无法分割。表面微生物群落的平衡，就像跷跷板，哪头高了都不行，需要保持相对稳定，才能维持良好的微环境和健康的免疫状态。

第三章　新奇的文化属性

1

在求偶互动中的角色

无论是动物还是人类，毛发是辨别雌雄男女的重要标志之一，也是展现性别魅力的有效途径。你看，晨光微露的非洲大草原上，轻风拂面，年轻的雄狮威风凛凛地屹立着，抖动着浓密乌黑的鬃毛，望着不远处的斑马群，适时地展开了激烈的追逐。你以为这仅仅是为了饱腹的狩猎捕食？片面了，这也是雄狮在向雌狮证明自己具备理想配偶实力的广而告之。热带雨林中，色彩斑斓的鹦鹉一边扯着嗓子高歌，一边不断抖落它绚丽的羽毛，

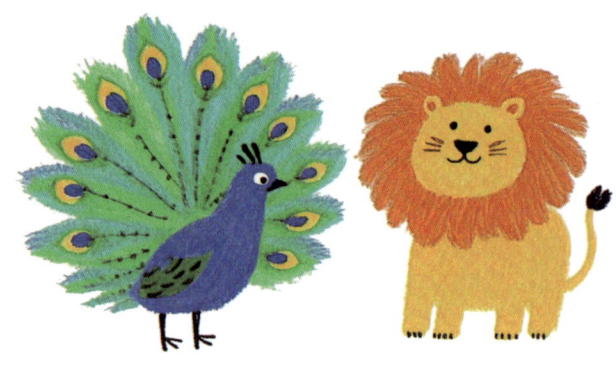

时不时还会从这个树杈跳向另外一枝，用尾羽展示奇怪的舞姿。遇到这种情况，别以为它是在自恋，最大的理由是附近有雌鸟，雄鸟在用这种特殊的方式求偶。其实，人类何尝不是如此？浓密的胡须和胸毛代表着足够的雄激素，黑长直的披肩发也是女性吸引男性目光的"必杀技"。无论生物如何进化，为了延续繁衍，社会交互的"密码"始终不曾改变。

一、对动物生存的作用

最初发现这一现象的英国生物学家达尔文（Darwin）在1871年撰写《人类的由来及性选择》时，对孔雀夸张华丽的尾羽困惑不已：这种明显增加被捕猎风险、不利于生存的装饰对于一只鸟来说华而不实，是什么原因使其能在自然选择中一直留存？经过生物学家的深入研究证实，雌孔雀能通过尾羽的完整程度、眼斑数量等，对雄孔雀的抗寄生虫能力和基因质量作出精准判断，她需要为自己的孩子选择最强壮、最长寿的爸爸。

这种以生理成本换取择偶优势的策略，在哺乳动物中同样普遍。美国芝加哥大学研究人员通过持续20年的观测发现，拥有深色、浓密鬃毛的雄狮，其体内睾酮水平比其他雄狮高出30%，且鬃毛颜色与猎物脂肪摄入量呈正相关。雌狮挑选配偶时没有人类那么复杂，不会考察对方是否"多金"或有房有车，它会用鼻子轻触雄狮鬃毛根部，通过气味腺分泌的信息素判断其免疫状态。更有趣的是，当某一只雄狮挑战王

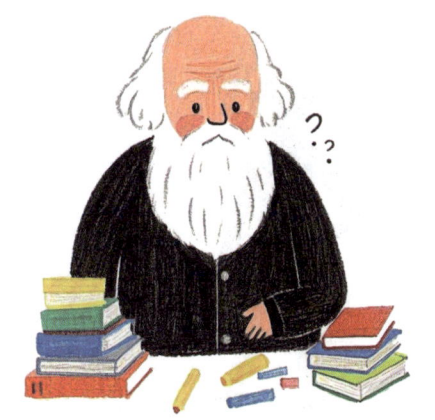

位战败后,其鬃毛会在数周内明显褪色,就仿佛带了"失败者(loser)"的标签,群族中的其他同类对此心照不宣。无独有偶,在非洲埃塞俄比亚的瑟门山脉,雄性狮尾狒身上的银色斗篷状毛发,如同灵长类世界的"权杖"。动物学家观察发现,年轻狒狒挑战首领地位时,其背部毛发的银化程度随睾酮水平波动。成功上位的新首领,其毛发会在3个月内从灰褐色变为银白色,在此期间,群体成员会自觉地排队为其理毛,表面上是在打理毛发,其本质是一种臣服仪式。

二、对人类社交的影响

人类头发的进化史中充满着性选择痕迹。与其他灵长类相比,人类头发不仅分布发生明显变化,生长速度也要快于其他祖先的47%,且具有独特的光泽度。非洲马赛部落的男性至今保留着用红土和油脂编织复杂发辫的传统,完成这样的发型需耗时数周,但一切都是值得的,因为这在原始部落是非常豪华的配置,本质上就是男性向女性宣告自己拥有充足时间和资源维持这种奢侈的装饰。此外,人类社会中的"毛发政治"同样精彩。

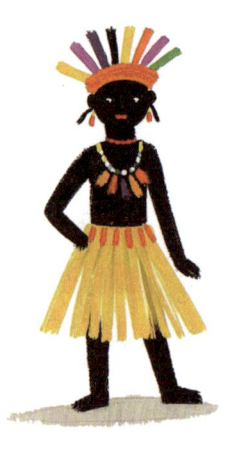

古埃及法老佩戴的假发具有重大的象征意义。新王国时期,用青金石粉末染色而成的蓝黑色假发仅供皇室成员使用;中王国时期,卷曲假发造型的复杂程度与官员等级严格对应。18世纪的欧洲,路易十四为掩饰脱发,发明了又长又卷的假发,竟意外成为贵族阶层争先效仿的身份象征,甚至催生出"假发税"。该现象的背后是科学,现代神经学研究发现,大脑中存在奖赏中枢,男人对假发或精心打理的发型的反应强度，与女人看到名牌商标（logo）的包包相当。在商业谈判中，56%的受访者表示，会更重视发型得体的对手，这是因为我们的大脑依然遵循着古老的毛发"解码程序"。

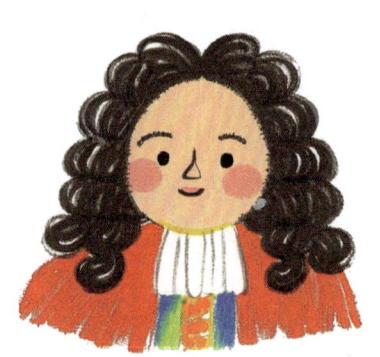

北美灰狼拥有可爱的毛茸茸的大尾巴，它可不仅为了好看，那可是私藏暗语的社交"神器"。生物学家已经破译出至少27种信号模式：尾巴垂直高举表示权威，水平摇摆表示友好邀请，快速左右扫动是群体狩猎的集结号。地位较低的狼会主动为地位高的狼舔理尾部毛发，表示对等级身份的认同，顺便获取对方身体健康状况的信息，随时准备反戈。宠物狗经过进化驯养，仍部分保留以上功能。其实，我们人类在正式社交场合，男性甩头将刘海上扬，女性将头发掩在耳后，这种强化形象的道理异曲同工。

当然，人类有自己的语言体系，且已经进化到能够表达所有情感的程

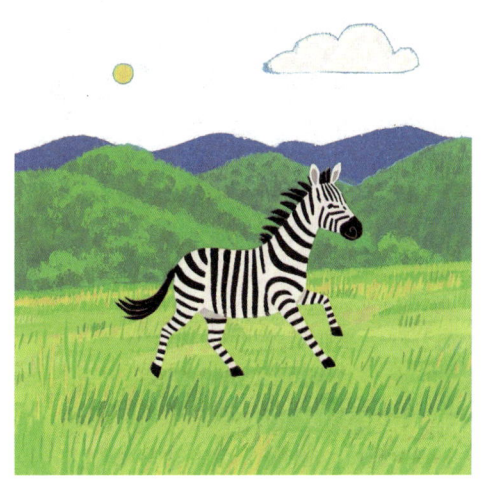

度，但头发仍然扮演着"此处无声胜有声"的特殊角色。太平洋所罗门群岛的土著居民保留着"头发书信"传统，将不同颜色的贝壳编织进发辫用以传递信息。现代社会的青少年群体喜欢染发，五颜六色的发色何尝不是一种亚文化群体的独特"图腾"。在日本涩谷街头，少年会通过不同的发色精准识别对方所属圈子，这些到底是语言进化中的查缺补漏，还是在为声音、文字锦上添花，我们不得而知。

三、毛发基因的助力

人类的头皮平均约有 10 万根头发，是黑猩猩的 4 倍，但体毛却相对稀疏得多。这种独特的毛发配置让头发成为视觉焦点，光洁的皮肤更有利于展示健康状态，同时赋予二者审美层面的意义。庞贝古城发现的染发工坊遗址证实，早在公元 1 世纪，人类就掌握了用鳄鱼粪与蜂蜜调配染发剂的技术，可见修饰毛发让自己看起来更美的历史与人类文明史几乎一样漫长。随着人类文明的步伐持续向前迈进，位于 7 号染色体的 *EDAR* 基因发生变异，让东亚人群普遍拥有更粗、更直的发质，还间接增强了汗腺功能。看似无关的两种特征，实际上是基因层面对群体生活需求作出的让步：直发便于打理出不同造型，以区分年龄、性别及身份地位。发达的排汗系统则让人类更耐受长时间的集体劳作。

当余晖洒在南非草原，年轻的雄狮正认真地梳理着鬃毛；在地球另一端的东京涩谷，理发店内的造型师在专注地为顾客调配当季流行发色。这两个相隔万里的场景，被跨越亿年的进化链条紧密相连。毛发既是大自然物竞天择的作品，也是社会发展道路上博弈的产物。毛发带给我们美，也帮助我们更好地生存。

2

古今的审美流变

在伦敦大英博物馆的埃及展厅，柔和的灯光轻轻洒落在玻璃展柜上，一顶用蜂蜡固定的黑色假发安静地躺在其中。它来自公元前 1500 年，曾是法老宠妃的珍爱之物。即便历经数千年，发丝间凝结的树脂仍散发着若有若无的淡淡乳香，宛如一位沉默的历史见证者，悠悠诉说着人类对头顶之美的执着追求。这一追求跨越时空，从未间断。从尼罗 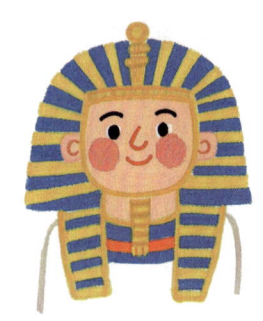 河畔到长江两岸，从青铜时代到数字纪元，毛发始终是人类文明进程中耀眼的文化符号，承载着厚重而丰富的内涵。

一、古代东西方的毛发文化

回溯历史，古埃及的底比斯神庙壁画上，祭司们整齐的短卷发与奴隶们蓬乱的及肩发形成鲜明对比。古埃及人擅长用羊毛制作假发，并与真人发丝交错编织，打造出独特的阶梯状发型，只因为发层数量是社会地位的象征，发层越多，身份越显尊贵。法老图坦卡蒙陵墓出土的纯金假发架上镶嵌着天青石与绿松石，尽显奢华。这种对发饰特权的追求甚至延伸到他们所信仰的冥界，足见毛发在古埃及文化中的重要地位。

在古老的东方，殷墟甲骨文记载的"髡刑"，将剃发作为最早的肉体

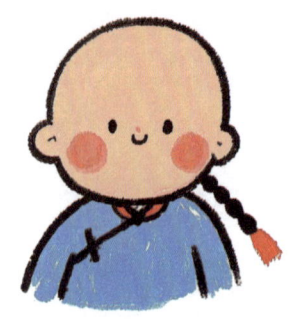

惩罚手段之一,凸显了头发在当时社会中的地位。周代的冠礼制度把束发年龄精确到虚岁二十,《礼记》规定士人"冠而字之",发式从此成为成年的法定标志。秦汉时期,发簪材质从普通骨角升级为珍贵玉犀,标记着身份的区别。未及笄少女的垂髫和已婚妇人的高髻,让人能轻易分辨出女子的婚嫁状态,成为流动的婚否证件。

在遥远的西方,罗马贵族热衷于用胡桃壳灰调制染发膏,把战俘的金发视为极珍贵的战利品。卡利古拉皇帝曾立法要求所有元老院成员佩戴月桂叶冠,只为掩饰自己的秃顶。在君士坦丁堡的紫色寝宫内,拜占庭皇后将珍珠粉掺入发蜡,让金发在烛光下泛出幽幽的神性光辉,彰显尊贵豪华。

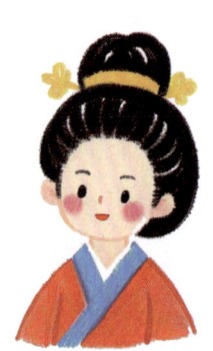

二、时代变革中的审美转变

历史的车轮滚滚向前,毛发记载着不同时期的权力交替。清军入关,"留发不留头"政策让人们后脑勺的鼠尾辫成为衡量政治忠诚度的标志。江南士子被迫编辫时,故意保留前额短发,"金钱鼠尾"发式代表着被压抑的反清呐喊。太平天国时期,"长毛军"以散发为旗帜,头发长度成为新旧秩序对决的焦点,每一根头发都承载着人们对社会秩序的选择。

法国大革命的结果之一是冲击了传统的毛发审美,玛丽皇后奢华的羽毛假发被革命者踩在脚下,象征自由的希腊式自然卷发取而代之。拿破仑让画师描绘自己日渐稀疏的头顶,刻意用褪色的金发塑造亲民形象。伦敦社交圈的"摄政发型",以 3 磅(约 1.36 kg)重的假发搭配铅粉,创造出彰显权力的独特美学。

日本明治维新期间,"断发脱刀令"在东方掀起发式革命。中国留学生面对剪辫要求,陷入"身体发肤受之父母"的道德困境。孙中山先生在美国檀香山剪下的辫子,如今陈列在广州博物馆寂静的展柜里,分叉的发梢好似在追忆他那些在海外漂泊的日日夜夜,既承载着其决绝的个人选择,也铭刻着文明转型的痛苦与挣扎。

三、当今社会下的美发潮流

步入现代社会,毛发背后隐藏着人们的身份焦虑与审美困境。20 世纪 20 年代的巴黎,街头理发店的霓虹灯箱上闪烁着"波波头"与波浪卷的时髦图案。可可·香奈儿(Chanel)率先剪短的秀发,不仅解放了脖子,更打破了传统束发对女性职场发展的束缚,释放出被压抑几个世纪的职场野心。好莱坞的金发神话更是催生了漂发剂产业,玛丽莲·梦露(Monroe)的铂金发色绝对是冷战时期美式文化最具代表性的符号之一。天生黑发的东亚人对斑斓的发色趋之若鹜,在东京涩谷的彩虹发廊,发型药剂师能调配出 278 种不同的颜色,满足人们对个性发色的追求。韩国明洞美发学院开设"发丝经济学"课程,教授挑染技巧,让美发行业赚得盆满钵满。头发产业价值千亿元的背后,隐藏的是现代社会将身体资本化的逻辑。

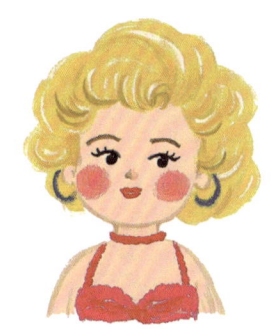

在时尚前沿的柏林时装周,模特顶着荧光绿"莫西干头"走秀;非洲移民社区兴起传统编发复兴运动,为的是重拾民族文化自

信。穆斯林少女还在为是否摘掉头巾奋力抗争时，硅谷的工程师已经开始钻研毛囊克隆技术，试图突破发量极限。飞速发展的时代充满矛盾：人们崇尚发型、发色自由，却陷入选择困境；越来越先进的高科技如此发展，源于人们难以摆脱的外貌焦虑。纽约现代艺术馆曾举办的"发丝宣言"特展别具一格。策展人将一缕人类头发放大千倍投影在穹顶，显微镜下的毛鳞片如文明年轮层层叠叠，记录着人类审美偏好的变迁。毛发审美从身份等级象征的图腾到消费市场的商品，从层次束缚的枷锁到个性表达的宣言，何尝不是人类文明史的微型缩影。

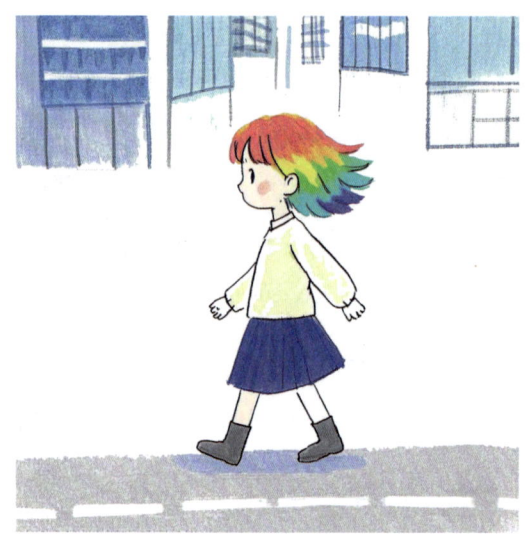

3

时尚引领下的商机

巴黎时装周的后台，忙碌而又充满创意。造型师正手持镊子，全神贯注地将施华洛世奇水晶一颗颗仔细地沿着模特的发际线粘贴。这款名为"发丝珠宝"的造型一亮相，便在全球范围内掀起了一股新的美发热潮。在社交媒体的推波助澜下，"发际线装饰"话题热度一路攀升，破10亿人次的阅读量荣登热搜榜置顶位置。从星光熠熠的好莱坞到独具魅力的宝莱坞，从活力爆棚的K-pop①圈到引领时尚潮流的欧美流行乐坛，明星们的发型早已突破单纯的审美"平流层"，越级为极具影响力的文化标签，更是蕴含巨大商业价值的流量密码。

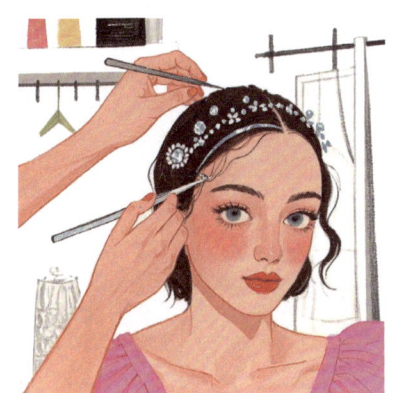

一、时尚舞台的商机

欧美乐坛的天后Lady Gaga②曾头戴一顶高达16英寸（约0.406 m）的蝴蝶结假发亮相音乐庆典颁奖典礼，震撼的造型令全场哗然，瞬时引爆全

---

① K-pop：Korea Pop的缩写，指韩国流行音乐。
② Lady Gaga：美国流行女歌手，也称嘎嘎小姐。

球的社交媒体。据她的造型师透露,为了打造这一史无前例的夸张发型,使用的发丝无法计数,但耗时8个小时却货真价实。这不仅是一次大胆的发型设计,更是对流行文化视觉表达的超前塑造,直接催生出一个规模达数十亿美元的假发产业,让发型艺术成为时尚领域的下一个风口。

某韩国人气偶像团成员的银灰色发型同样引发了现象级反应。该发型消息发布后的48小时内,全球各地美发店该染发款式的预约量急剧增长,涨幅近300%。东京原宿的一家美发店迅速抓住商机,推出同款染发套餐,让人咋舌的价格却挡不住众多粉丝的热情,发型已然成为"饭圈文化①"与商业消费之间新的铆焊点。在汇聚全球时尚爱好者的某网络平台上,蕾哈娜(Rihanna)的粉色"波波头"造型除了收获超过500万个点赞,更是将

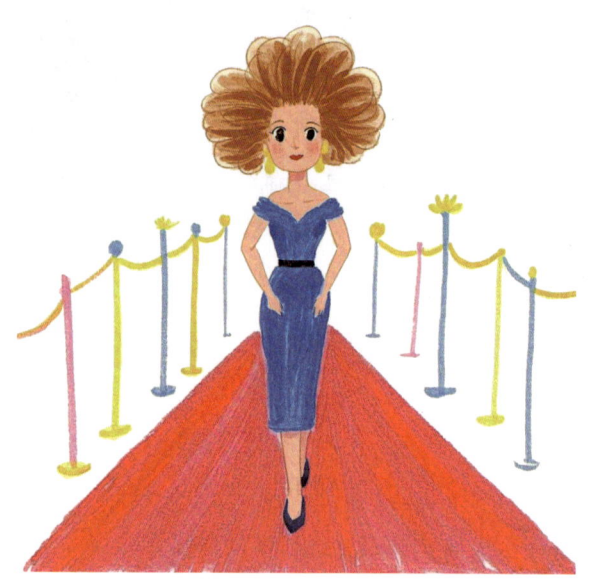

---

① 饭圈文化:网络用语,指一群粉丝组成的组织和团体,自发地给偶像助威或宣传。

全球染发剂销量直接拉高了15%。具有敏锐市场洞察力的美妆巨头欧莱雅火速推出"RiRi粉"系列染发产品,上市首月的销售额就突破1亿美元。这一成功案例完美地诠释了明星效应与商业价值深度融合后所释放的强大市场号召力,商机无限,但可遇,不可求。

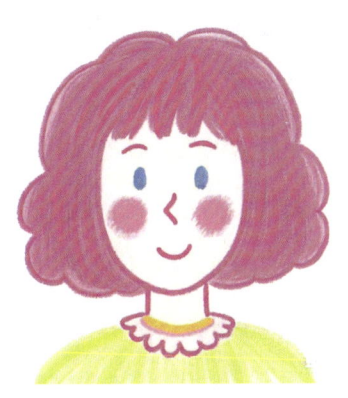

二、社会需求带动毛发产业

(一)假发经济

现代社会压力大,内卷严重,也滋生了新的"时代病",比如脱发,由此带动的假发经济在全球市场发展势头强劲,可谓前景一片光明,毕竟谁都想持久拥有16岁那年茂密的头发。发量固然是基础,人们对假发的逼真度和还原度也有了更高的要求,因此,高端定制假发的占比超过30%。比如碧昂丝(Beyoncé)的御用假发师金布尔(Kimble)参与制作的高端假发,凭借精湛的工艺和优质的选材成为众多明星红毯造型的选择。

(二)植发市场

脱发市场的繁荣也带来植发行业前所未有的鼎盛时期,假的终究是假的,要求更高的人类希望拥有自己真实的头发。国际植发协会的数据显示,全球植发市场规模已突破50亿美元。英国球星鲁尼(Rooney)的植发经历经媒体广泛报道后,英国男性对植发的咨询量大幅增长了60%。明星效应带动了植发行业的收益,更让社会大众改变了对脱发问题的传统看法,越来越多人不再羞于承认,而是敢于大大方方地接受脱发这个现实,同时,也会积极地选择科学的方案解决脱发困扰。

（三）洗护产品

更日常的洗护发产品市场同样出现"井喷式"增长。卡戴珊（kardashian）家族凭借自身强大的影响力推出护发品牌，第一年销售额就突破了1亿美元。安妮斯顿（Aniston）代言的洗发水品牌，在签约后销量飙升200%。由此印证了那句经典："越有钱，越有钱"。在毛发时尚潮流的发展进程中，美的定义逐渐多元化。非洲裔明星尼永奥（Nyong'o）以独特的短卷发造型登上《时尚》（Vogue）封面后，全球美发店自然卷发打理业务量随即增长40%。斯泰尔斯（Styles）蓄起的长发打破了传统的性别界限，不仅成为时尚标志，还带动了男性长发护理产品的热销。沃特森（Watson）积极践行环保理念，在发型选择上使用可降解染发剂和环保假发，为可持续美发树立了榜样，也促使更多品牌和消费者关注环保，热爱地球。

从明星效应引发的时尚潮流，到背后蕴藏的巨大商业价值；从发型及发色选择传递的文化态度，到其映射出的社会隐喻，毛发风尚早已超越单纯的美学范畴，成为人们洞察当代社会变迁的一扇重要窗口。但人们对品

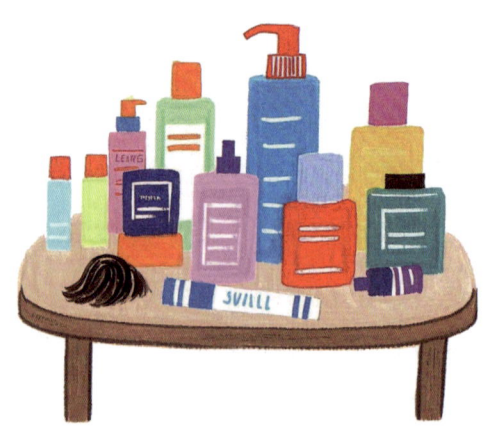

牌的认知也从原来的盲目、狂热、逐流，慢慢转变到理性、客观、慎重，不再那么容易为明星买单，而更关注其中的成分和效果背后的科学。市场永远不缺热点和焦点，我们期待，也在学习审慎地思考。

4

毛发文化全球巡礼

毛发在人类漫长的进化过程中,无疑是变化最大的符号,除了具有重要的生理功能并不断与时俱进地调整,其也是历史、文化、社会、情感等的标签与表达。从历史沿袭的传统习俗,到不断变迁的时尚潮流;从庄重肃穆的宗教仪式,到网络上热议的流量话题;从崇尚黑长直的亚洲到金棕卷为代表更加多元化的欧美,毛发从未缺席,其中到底还有多少我们不了解的内涵?

一、中华文明的诠释

在古老文明发源地的东方,毛发常与孝道、家族传承紧密相连,承载着深厚的情感与文化价值。中国古代的儒家思想作为社会主流价值观,强调"身体发肤,受之父母,不敢毁伤,孝之始也"。头发和生命一样均被视为父母家族赐予的珍贵礼物,珍惜爱护是对父母最起码的敬重与感恩。因此,古人不像我们这样爱折腾头发,无论男女都会留长发。成年男子普遍束发戴冠,尽显成熟稳重;女子则会通过复杂多样的发髻样式,标识自己的身份和年龄。遇到重大仪式,如祭祀时,头发的整洁和完整是后人对先辈的追思与敬意。

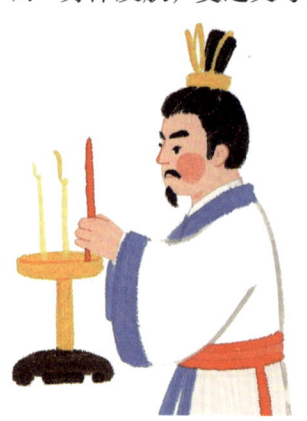

二、日本文化的含义

在日本的传统艺伎文化中，精心打理的发髻是艺伎形象的标志性特征。这种发髻造型繁复，需要借助大量发油和精美发饰固定，当然也非常耗时。在这种文化背景下，每一种发髻样式都有其特定含义，不仅为艺伎的美锦上添花，更是其身份地位的精准标签。在武士道文化里，武士们会将头顶中间的头发剃光，造成人为的"地中海发型"，再把两侧的头发梳成发髻。这种发型有个特殊的名字，叫作"月代头"，初衷是为了避免战斗中头发散落而遮挡视线，后来逐渐成为武士阶层的独特代码，象征勇猛无畏和忠诚的武士道精神。

三、西方社会的时尚

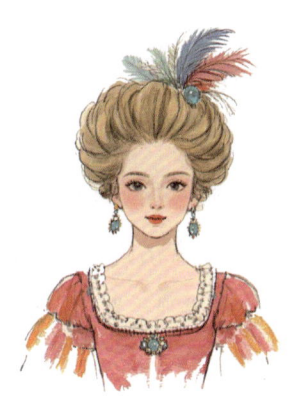

在西方文化中，毛发在时尚领域一直占据重要席位。从古罗马时期起，人们就很重视发型设计。贵族们热衷于用各种假发和发饰彰显财富与地位，那时的假发多选用真人或动物毛发，制作工艺精湛，成本高昂，是贵族专属的奢华配饰。时尚是潮流，有起有伏。中世纪的基督教文化让毛发时尚回归简约，修道院中的修女们剃光头发，象征超脱尘世，彰显侍奉上帝的虔诚。18世纪的法国，高耸入云的发髻再次在贵族女性群体中流行起来，这种夸张的造型需要大量发垫和发胶支撑，还配有珠宝和羽毛的装饰，放眼望去，尽显奢华。

历史的车轮永不停歇，现代毛发文化更加多元化，也更加彰显个性化。

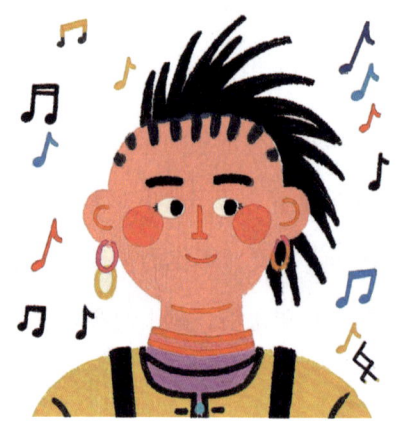

西方朋克文化中的代表——"莫西干发型",造型独特,辨识度高,弥漫着强烈的叛逆气息,是年轻人表达自我、反抗传统的一种宣泄。在时尚T台和生活中,最不缺的就是新奇发型,色彩斑斓到无法命名,设计夸张到难以描述,更有大道至简的剃光了事。毛发,成为张扬自我个性的宣泄口。

四、非洲部落的虔诚

转场到非洲,那里的毛发艺术同样精彩,每款发型背后也许都有深刻的文化寓意。在非洲部落里,通过发型可以区分身份、年龄,以及婚姻状况。以马赛部落为例,男子在成年仪式上需要剃光头发,象征告别少年时代,步入成年,肩负保卫部落的重任。女子保留长发,用复杂的技巧将头发编成精美图案,不同的图案传递着家族历史、部落传统及其个人故事。此外,非洲的毛发文化还与宗教信仰紧密交织。一些部落认为头发是灵魂栖息之所,会格外重视头发的保养和装饰。他们善用天然植物油脂和草药护理头发,选择贝壳和珠子串成饰品,以此祈求神灵庇佑,祈愿生活平安。

在流量为王的时代,毛发相关话题频频登上热搜榜,相关问题的答案一直是正反两方辩论的焦点。"为什么有人天生卷毛,有人却是直发?"从遗传学角度看,头发卷曲程度和质地等特征都由基因决定;而在文化层面,直发和卷发到底哪个更好看,则基于社会和个人的审美观,全凭自己选择。在西方文化中,卷发被视为自由个性的象征。在东方世界里,直发被认为更加柔顺端庄,成为主流。或许物以稀为贵,很多天生卷发的西方人反倒喜欢把头发拉直,而素来喜欢"清汤拉面"的亚洲年轻人,更热衷于把自己的头发卷出各种造型。也许这就是真实的想法:"不曾拥有的,才是值得去追求的。"

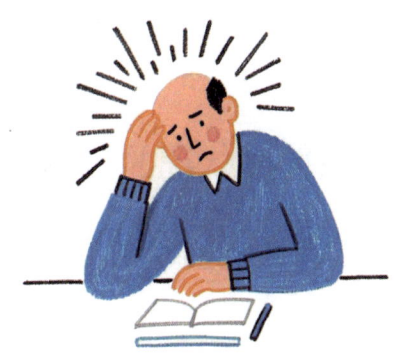

同为地球人,我们共享一个家园,全球化进程不断加速,国家和文化的壁垒越来越被弱化,毛发文化的差异也在逐渐被稀释。美国女孩儿编着金色的麻花辫,中国男孩儿留着贝克汉姆的同款"鸡冠头"。越来越多外国人青睐纯黑发色,头顶被染成一片绿色也能被国人接受,甚至小范围流行。抛开肤色,单从发色和发型很难判断国籍。尽管科技迅猛发展,大家对毛发的护理产品反倒回归天然,传统的毛发护理方法被传承并发扬,"取精华,去糟粕"才是永恒的发展道理。

第四章 毛儿与人体健康

1

反映健康状况的"信号"

小小的毛发,大大的健康。你以为毛发只是毛或毛囊的事儿?其实不然,毛发与你的身体健康状况息息相关。毛发的生长快慢、软硬粗细、光泽明暗以及脱落频率,与日常的营养摄入、激素水平、代谢状态和免疫功能等健康因素紧密关联。毛发问题既可能是系统性疾病伴随的突出表现,也可能是其本身就会引发的一系列症状或病变。《黄帝内经》记载:"肝主筋,肾主骨,脾主肉,心主脉,肺主皮毛。"所以,毛小事大,任何风吹草动都可能是身体拉响健康警报前传递给你的信号,一定要时刻警觉,珍惜毛发给你的时间差,快速反应,以保身体安康。

一、干枯易断

当原本柔顺的头发丝突然变得干枯分叉,每每梳头都容易断,那很可能是身体发出的缺铁信号。长期素食,容易因营养来源不足造成体内缺铁,而铁是头发的必要营养素,若一直得不到充足供应或吸收障碍、消耗量过

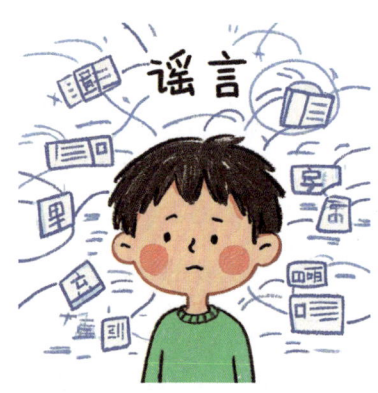

高等，造成角蛋白中的胱氨酸含量大幅下降，就会导致发质如"秋天的稻草"般脆弱易折。解决此问题，首先要积极自查，包括系统体检，保持均衡饮食、身体健康，头发才会健康。

二、油腻有异味

头发油腻是年轻男性的通病，若人到中年，头发仍然油腻扁塌，或者本来正常的头发突然变得油腻不堪，甚至有头发瘙痒和"哗啦啦"的头屑，一天不洗就难以入睡，即使积极地采取控油清洁等措施还无法达到满意效果，那一定要留个心眼儿，排查一下有无胰岛素抵抗或者其他代谢相关问题的存在。

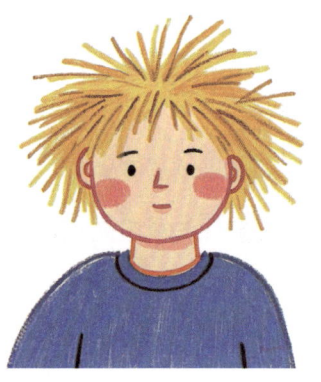

三、短期变白

毛囊的衰老会影响发量和发色，发量不经意间逐渐减少是必然的，白发或早或晚地出现，任谁也逃不掉。如果原本一头乌黑秀发的年轻人在短期内就白发爬满头顶，那就得提高警惕，也许不只是因为加班、熬夜、压

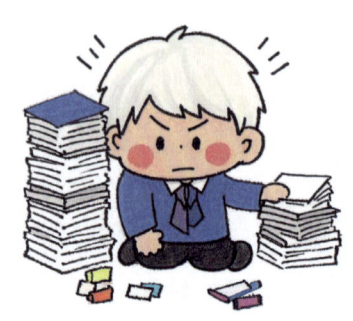

力大,更可能的是甲状腺功能出现了问题。如果甲状腺分泌的激素失衡,会加速黑素细胞凋亡,让头发早白至少 5~8 年。美国内分泌学会的调查证实,30 岁以下突发大量白发的年轻群体中,约有 23% 的人存在未被发现的甲状腺疾病。当然,生活、工作重压下的焦虑情绪、睡眠障碍等也具有不可推卸的责任,在积极治疗的同时,也要学会规避风险,让自己的节奏"慢"下来。

四、大量脱落

在现今压力下,脱发甚至秃顶不再是中老年人的"专利",越来越多年轻人被脱发问题纠缠。不同类型的脱发背后,往往隐藏着原因各异的健康问题。地中海式脱发是雄激素性秃发的典型特征,男性多于女性,部分人群伴有高雄激素血症,若女性出现这类脱发,并伴有肥胖,则罹患多囊卵巢综合征的风险是正常人的 3 倍以上。斑秃与生活方式及自身免疫相关,精神创伤下很容易一夜之间秃一小片头发,特应性皮炎、甲状腺等免疫相关性疾病也常伴发这类脱发。来自日本的研究指出,高达 41% 的硬币状斑秃患者伴有肠道菌群紊乱,从此入手可能会有效改善病情。如果整个头皮都寸草不生,一毛不拔,甚至眉毛、睫毛、腋毛也一同消失,那么事情就大了,需要全面检查,并早期积极治疗。同时,也要接受,会有一部分人的疗效不尽如人意。斑秃还可能会出现在梅毒感染的过程中,当医生多问一句你的婚史或冶游史,千万别以为是在窥探你的隐私,实际上是在帮你筛查病因。没有最好,万一中招了呢?不及时对症治疗的后果谁都承担不起。最容易被忽视的饮食问题也会诱发脱发,德国联邦营养与食品研究所发现,连续 3 个月日均蛋白质摄入低于 50 g,脱发量会增加 170%,这在节食减肥人群中,尤其是年轻女性群体非常常见。

毛发问题是很多系统性疾病的表象,因此,在某种程度上也可以预测疾病。英国剑桥大学的科学家发现,通过分析头发角蛋白中硒元素的异常分布,能提前 18 个月预测胰腺癌的患病风险。这项成果发表在《自然》(Nature)上,足以说明含金量有多高。韩国首尔大学学者利用发丝脂质组数据库对糖尿病的发病进行预测,前期诊断准确率高达 89%。还有研究发现,阿尔茨海默病患者的发根细胞中,Tau 蛋白磷酸化程度是健康人群的 6~8 倍,提出其可以作为早期预测该病的关键线索。最近,瑞士生物制药公司研发了一种智能发卡,能通过监测发干电阻值变化,实时反馈糖尿病患者的血糖波动,与静脉血糖检测的相关性达 0.91。以后监测血糖居然可以不用抽血了,想想都不可思议,这就是科技带给我们的便利与震撼。小小的毛发,承载着诸多生命信息,到底还能给我们多少惊喜?希望每一根飘落的发丝都会成为开启健康大门的钥匙。

2

毛发活力与营养元素

毛发的生长需要营养供给，但吃什么？吃多少？什么时候吃？吃进去的能给毛发多少营养？这些问题好像又很难回答。社交软件里"吃黑芝麻丸3个月发量翻倍"的推文真的靠谱吗？购物车里标价598元的"纳米胶原蛋白生发饮"值得下单吗？直播间里声嘶力竭的主播手中的检测报告和惊人的成交数据到底是真是假？信息爆炸的时代，永远不缺宣传和诱惑，但关乎头发与营养的真相却不是速食经济下的人云亦云。

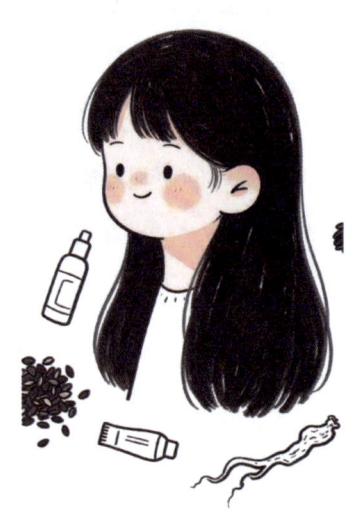

都说吃什么补什么，其实，早在公元前3000年的埃及壁画上，祭司们的头顶就被涂满蓖麻油与蜂蜜。中国的《黄帝内经》最早提出"发为血之余"，算是正式开启了以形补形的食疗传统。中世纪的欧洲贵族坚信食用金箔能让头发如王冠般闪耀，江户时代的日本艺伎每天吞服7粒黑豆，希望借此拥有瀑布般的绝美秀发。进入21世纪，这些古老的观念逐渐发展为用"科学"包装的产品；然而你不知道的是，医院每天都在接诊由于盲目补充营养导致脱发加重的病例。

一、生发所需的营养素

头发的生长其实是一场精密的"慢"过程。每根发丝内,角蛋白占据 97% 的份额,合成角蛋白质需要 19 种氨基酸的精确配比。毛囊底部的基质细胞就像三维(3D)生物打印机,每分钟能分裂直径 0.3 mm 的角蛋白纤维。日本学者在《细胞代谢》(*Cell Metabolism*)发表的研究指出,毛囊细胞对胱氨酸的需求量是皮肤细胞的 8 倍,蛋氨酸代谢速度是肝细胞的 2.3 倍。这个过程中不仅有对微量元素量的需求,更要求精准和恰到好处。例如,锌离子能调控的酶活性种类多达 500 余种,因此,毛囊中的锌离子浓度是血液中的 5 倍;缺锌则会导致角蛋白交联出现缺陷,阻碍毛发生长。斑秃患者的血清锌离子水平普遍比正常值低 32%。铁元素主要负责给毛乳头输送氧气,毛发也像植物

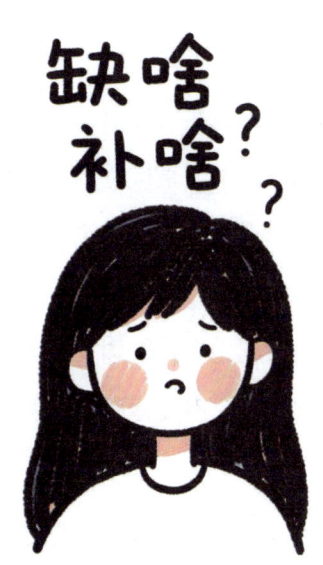

一样需要充足的氧供应。数据显示,铁蛋白浓度每下降 1 μg/L,脱发风险就会增加 1.7%。但不讲科学地过量补铁,又会造成自由基生成和堆积增多,加速毛囊老化。毛囊干细胞上遍布维生素 D 受体。美国加州大学的研究发现,维生素 D 缺乏会使毛囊休止期延长 40%,而其血清浓度超过 100 nmol/L 时,又会触发毛囊细胞凋亡机制。所以你看,毛发很"矫情","缺啥补啥"的原则在它这里貌似并不被买账,如何补充微量元素是一个技术活儿。

二、生发补品的误区

坊间有很多"生发圣品"悄悄流行,但同样存在误区。例如,健身达

人最爱的蛋白粉，每天摄入量超标的话，可能会让毛囊细胞在超高蛋白负荷下启动"氨基酸节流"机制，优先把资源分配给肌肉合成。过量的蛋白质会消耗维生素 B_6 的储备，而维生素 B_6 正是胱氨酸合成的关键辅酶。结局就是肌肉长出来了，可头发却少了。再看姐妹们中意的黑芝麻丸，号称"又好吃又能生发、乌发"，貌似一箭三雕。来自国内质检部门对市售各款黑芝麻丸的检测数据发现，其含有的黑色素主要是植物性酚类物质，与人体黑色素的分子结构差异巨大。也就是说，你一厢情愿地希望吃进去的黑芝麻丸能直接进入毛囊，并转化为头发里的黑色素，然后"呼呼呼"地长出黑头发，只能说白日梦做得好！同样命运的还有生物素，网红推荐的"每日 10 mg 生物素养发方案"，推荐量是正常摄入量的 333 倍。抛开吸收问题，来自德国皮肤病学会的警告提醒："超量的生物素会干扰甲状腺素代谢，引发弥漫性脱发。"真是处处陷阱处处坑，你就说还能相信谁？

三、科学补充营养

想拥有健康的头发，科学的营养补充策略确实很重要。头发生长周期对营养的需求是动态变化的。在长达 2~6 年的生长期，需要持续补充蛋白质；而在 2~3 周的退行期，更需要补充抗氧化剂来保护毛乳头。科学的建议：早上补充富含胱氨酸的乳清蛋白，晚上吃含花青素的深色浆果。此外，微量元素的补充建议打"组合拳"，让效果"1+1>2"。韩国首尔大学的临床试验结果表明，锌和维生素 C 的组合能让毛囊细胞增殖率提升 27%，铁和维生素 B_{12} 联合补充可使脱发量降低 41%。不

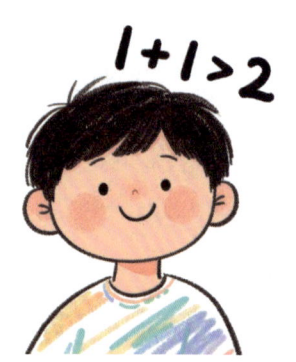

过要注意，锌和铁的补充需间隔 4 h，否则会竞争吸收通道，导致两败俱伤，让你白补。另外，毛囊干细胞内 42% 的能量来源于肠道菌群代谢的短链脂肪酸。每天摄入 30 g 水溶性膳食纤维，有助于延长毛囊生长期的 19%。发酵食品中的丁酸盐被证实可以激活毛囊 Wnt 信号通路（头发生长的重要途径）。这一发现还登上了《自然·细胞生物学》（*Nature Cell Biology*）封面，科学、可信。

目前，毛发营养供给主要通过食物吸收为主，而未来，这些必需元素是否可以通过直接导入的技术高效送入毛囊？未来不是梦，美国麻省理工学院（MIT）的科学家正在研发"智能微针贴片"，不仅能精准释放储存的维生素 B_7，还能实时监测毛囊营养状态，实现按需供应。欧盟也已经批准可以将铁元素直接输送到毛乳头的纳米载体技术，让铁元素的生物利用率直线提升 20 倍，重要的是不会引发你不想要的氧化应激反应。未来可期，但科技再飞速发展，也代替不了我们自己的生活日常。有一说一，调整生活方式，保持均衡的膳食和规律作息，学会适当管理压力，始终是最安全有效的"生发营养剂"。

3

压力、习惯与毛发

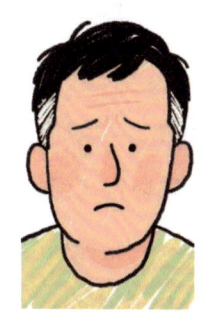

根据相关调查数据,我国30岁以下群体的脱发增长率高达235%,白发早现现象相较于20年前提前12.6年。职场与生活的双重压力,附加不良习惯,一步步紧逼现代职场人的毛发健康防线。据统计,每周工作时长超过60 h,毛囊炎的发病率较正常人群升高3.8倍,脱发速度则加快2.3倍。这些看似不起眼的习惯和焦虑真的会诱发秃头、白头吗?职场"牛马"们到底该如何破局?

一、压力引起的损伤

美国哥伦比亚大学神经科学实验室的一项突破性研究,为压力与白发之间的关联提供了确凿证据。研究人员让实验鼠持续承受类似于人类职场PUA①的精神压力,结果发现,在短短的72 h内,实验鼠毛发中的黑色素干细胞凋亡速度加快了3倍。更令人担忧的是,这种损伤不可逆,意味着你即便悬崖勒马、浪子回头,但干细胞受损后便无法再生。

来自临床的数据同样令人震惊。根据北京某三级甲等医院2023年的门

---

① PUA:"Pick-up Artist"的简称,网络用语,指对方可以从精神方面控制你,对你进行语言暴力或者行为打击,让你越来越自卑,对对方言听计从。

诊统计数据，由于压力导致突发性白发而前来就诊的人数，相较于3年前增长了220%。其中，程序员这一职业荣登榜首，与医护人员和教师这两大职业群体名列前茅，总占比高达58%。虽然职业内容不同，但共同点是长时间高强度的工作压力，导致体内皮质醇水平"爆表"，毛囊犹如被"焖"在压力锅中反复煎炸；肾上腺素如同失控的"推土机"，肆无忌惮地对毛乳头细胞"痛下杀手"；水平升高的促炎因子如急骤的酸雨一般，大范围持续侵蚀生产黑色素的"老巢"；紊乱的昼夜节律更是给毛囊营养直接断供。重重打击下，职场"牛马"的头皮彻底沦陷。

二、不良习惯引起的损伤

当代人重视护发、爱发，但那些自认为科学的习惯却充满矛盾。86%的女性表示自己会购买昂贵的头发修护类产品，用以挽救烫染后受损的发质。而日常有太多明显的坏习惯，包括用高温吹风机吹干头发、像计量步数一样精确计算梳头的次数是否达标。日本临床毛发学会的实验表明，持续使用超过180℃的卷发棒，会增加毛鳞片中的蛋白质变性速度至少7倍，无疑让毛发折寿。

在深度睡眠状态下，毛囊细胞的分裂速度是人体清醒时的2.3倍，休养生息的同时，毛囊也在修复。可熬夜晚睡是现代打工人的日常，每晚少睡1h，头皮油脂分泌量会增加37%，毛囊炎的发病率也会提升2.8倍。头皮痒、头屑多的根源就藏在睡眠习惯中。看到这些数字，

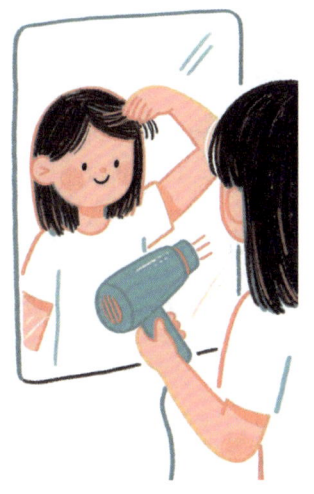

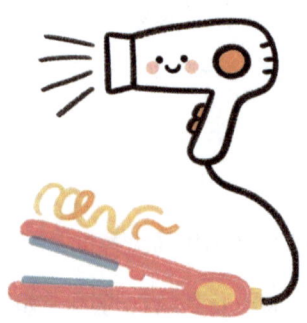

你还敢不睡觉,熬到明早的日出?

三、改善毛发健康的方案

想要打破"压力—白发"的恶性循环,首先需要构建全新的认知体系。MIT 的神经科学家提出的"压力剥离法"颇具借鉴意义:每天花 15 min 专注地梳头,不仅能够促进头皮血液循环,还能通过触觉刺激激活前额叶皮层,降低皮质醇水平。也可以借鉴澳大利亚皮肤医师协会推出的"3D 养发法则":每天补充 200 mg 维生素 D_3,增强毛囊的抗压能力;摄入 5 mg 亚精胺,促进黑色素干细胞增殖;补充 800 mg 的 ω−3 脂肪酸,抑制头皮炎症。临床试验数据表明,该方案可将压力性白发的逆转率提升至 18%。运动方式也可以创新,韩国延世大学研发出"头皮瑜伽",巧妙地将传统养生智慧与现代解剖学相结合,通过特定的颈部拉伸和头皮按摩动作,能在 20 min 内使毛囊血氧饱和度提升 65%,为受损毛囊提供良好的修复环境。此外,还有基因编辑技术,不仅针对脱发问题,也兼顾消除早白发困扰。CRISPR-Cas9 技术能成功定位到调控 *KITLG* 基因开关,在动物实验中已经实现 92% 的白发逆转率,但这毕竟涉及伦理以及可能伴随的不可预见的代际遗传风险，让我们把步伐放得再慢一点。

提早发现问题的苗头就能及早纠正，人工智能（AI）诊断系统和精准医疗是将来解决毛发问题的研究方向。目前的设备已经能够通过千万级像素的高清镜头，清晰捕捉毛囊状态，结合智能学习算法，做到提前 6 个月预测白发出现的概率，准确率高达 89%。但这种预防性干预模式是否会引发新的焦虑，值得商榷。

新型生物材料的研发成果让人们还有机会"亡羊补牢"。毛囊仿生膜可以理解为一种与人类毛乳头细胞外基质高度相似的水凝胶材料，连续使用 3 个月，受试者白发区域新生黑发密度增加了 3.7 倍，而且安全性极高。站在科学与商业的十字路口，我们必须保持头脑清醒。真正实现毛发健康，绝非依靠某个神奇产品就能达成，而是生活方式的调整、科学认知的提升以及技术创新共同作用的结果。毛囊健康的重要性无需多言，"牵一发而动全身"，在不该出现问题的年龄就须警钟长鸣。当木已成舟，或许我们更应该坦然面对，接受与岁月和谐共处，陪伴我们奋斗历程的丝丝白发，何尝不是岁月赋予的一枚枚奖章呢？

下篇 惹人烦的毛发

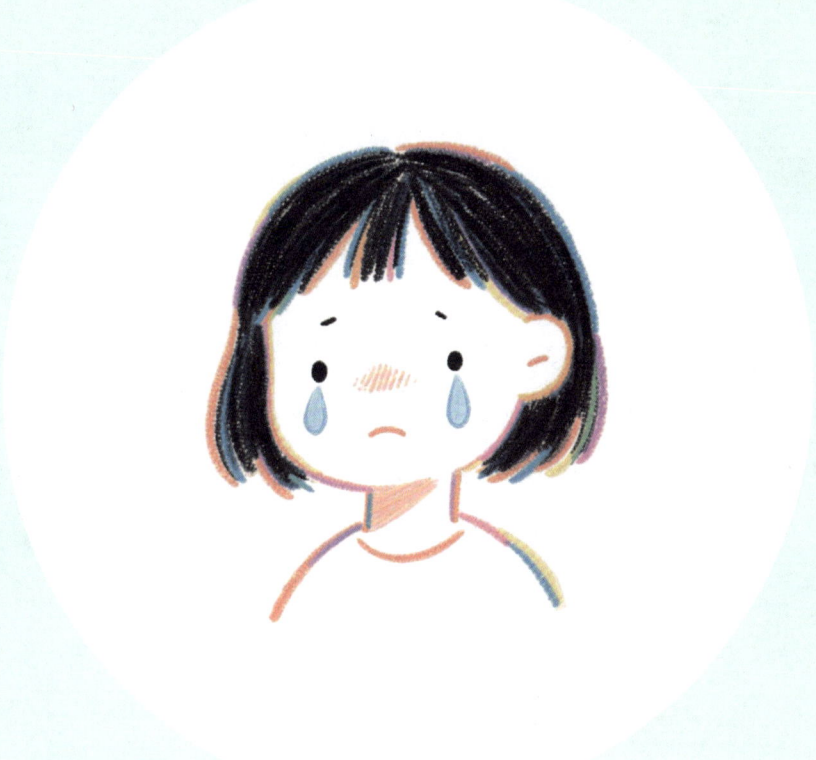

第五章　毛儿的常见疾病

1

斑秃

一觉醒来睁开眼,发现头皮莫名其妙地秃了一块,这种现象多半是斑秃惹的祸。斑秃,俗称"鬼剃头",是一种比较常见的非瘢痕性脱发,通常悄无声息地发生,不痛不痒,甚至发生很久都没能及时察觉;可一旦知晓,小小的秃发区却能掀起内心的汹涌波澜。从现象背后看本质,那是免

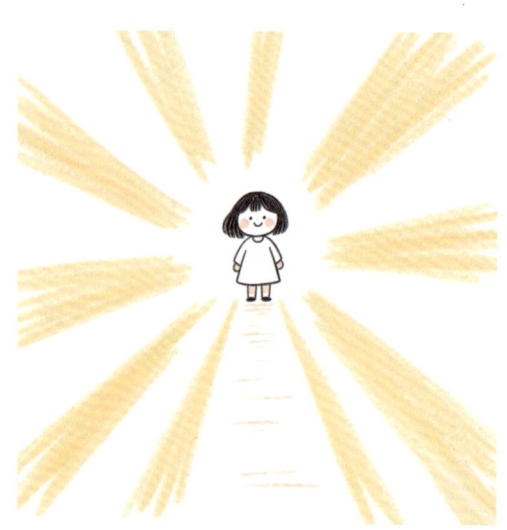

疫系统针对毛囊发起的攻击。

一、发病情况

曾经，斑秃被认为是一种较为罕见的疾病，全球新型冠状病毒肺炎大流行后，斑秃的发病率激增。2020—2022年，日本国立皮肤病研究中心的接诊量升高了78%。美国皮肤科学会的统计数据表明，18~35岁的斑秃患者占比从19%急剧跃升至34%。这场针对头皮的"扫荡"不再有年龄限制和地域差异。来自上海交通大学医学院附属瑞金医院2023年的病例统计显示，从6岁的小朋友到82岁的老朋友，都无法幸免成为斑秃的受害者。其中，有15%的

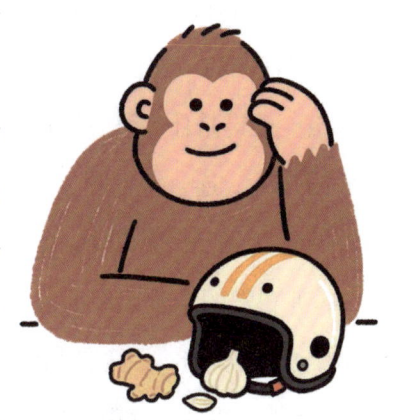

人会发展为全秃，也就是头顶寸草不生，变得光秃秃；还有3%的人更不幸，会发展为普秃，这意味着不仅是头发，全身所有毛发都会脱落光，这是一件相当让人崩溃的事情！所以在社交媒体上，斑秃自救指南相关话题的阅读量突破18亿人次，该数据背后，是无数经历斑秃困扰人群的挣扎与渴望，也证明了这场无声战役有多么残酷。

二、病因研究

斑秃发病的根源在于免疫系统出现了认知混乱。正常情况下，身体里的T淋巴细胞作为免疫系统的主要成员，像忠诚并富有经验的"守门人"，面对外界的各种侵害，都能精准识别并迅速反应。当它们出现认知错误，

就像得了阿尔茨海默病，在某一刻可能敌我不分，把毛囊当成"敌军"进行无差别攻击，不但动员更多 T 淋巴细胞募集到此，还会释放 γ 干扰素等对毛囊有害的成分，让损害不断加重。德国马克斯—普朗克研究所借助单细胞测序技术发现，斑秃患者毛囊周围聚集的 T 淋巴细胞数量是正常人的 30 倍。关键是什么原因导致 T 淋巴细胞智商"下线"，连自家毛囊都傻傻分不清？

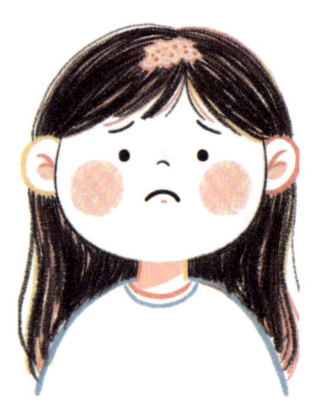

可能的相关因素很多，其中，遗传因素"拔得头筹"。《自然·遗传学》(Nature Genetics)刊发的全基因组研究数据证实，ULBP3 基因发生变异会将斑秃患病风险提升 5 倍，因为其编码的蛋白质恰恰是免疫细胞攻击毛囊的"靶标"。此外，压力、感染、环境、自身毒素等也难辞其咎，这些因素都可能触发基因开关，继而拉响免疫系统的"误伤警报"。

斑秃也许不只是结果，还有可能是身体在喊"救命"。美国梅奥诊所的追踪研究发现,斑秃患者罹患甲状腺疾病的风险是普通人群的 3.2 倍,类风湿关节炎的发病率高出 4 倍,这表明斑秃可能只是免疫系统发动的战前战,头皮阵地的失守暗示着免疫系统整体失衡,战场的硝烟将更加弥漫。

三、治疗对策

(一)避免踩"坑"

一夜之间的秃头让绝大部分人焦虑、惶恐,甚至病急乱投医,迷途中,很容易掉进被神化的"秘方古法生发"陷阱。某直播平台一款号称快速生发的生姜膏月销量超 10 万单,中山大学附属第三医院的实验数据证实,生姜中的姜酚不但不能帮助生发,反而会抑制毛囊生长,长期使用还会使毛囊纤维化的风险增加 40%,妥妥的现代版"皇帝的新衣"。还有标价 2888 元的"生发头盔",套用了低能量激光的生发原理,实际产品可能是"挂羊头卖狗肉",因为普通发光二极管(LED)灯的光源和能量都不具备生发的作用。美国食品与药物管理局(FDA)曾发出警告提醒大家,任何号称通过磁疗激活毛囊的设备均未通过医学认证和批准,部分无良产品的电磁辐射甚至超标 17 倍,对身体有健康隐患。你以为捂住钱包就万事大吉了吗?生姜、蒜汁是民间生发偏方的最爱,虽然不费钱,但多少人因为迷信而长期涂抹,诱发刺激性接触性皮炎、二度烧伤等问题。这些都是会导致毛囊永久性坏死的杀手,其伤害远远超过斑秃本身。

(二)解决方法

解决斑秃问题的道路不止一条,外用药、理疗、口服药,选对了,"条条道路通罗马"。大部分轻度斑秃只要去除诱因,通过简单的用药很容易痊愈,有些甚至可以自愈。只要你不再传递过多的焦虑情绪给免疫系统，被"封印"的毛囊就会被解开"穴道"。有些情况复杂的斑秃确实难治，包括全秃、普秃、大面积反复发作的斑秃等，需要更高级别的方案，如 Janus 抑制剂等小分子药物，在临床试验和真实世界的数据都还算不错，能帮助 40% 的中重度斑秃患者实现 80% 以上的毛发再生，但非一蹴而就，仍需要持续长期用药，才能在力挽狂澜后保持长久的风平浪静。

美国斯坦福大学团队发现了一个有意思的现象，斑秃患者头皮菌群中葡萄球菌的占比异常升高。他们随即移植了健康供体的皮肤菌群，惊讶地发现移植后的局部毛发再生率提升了 58%。这不又给斑秃的治疗提供了新的道路！更有新研究利用基因沉默技术，将动物的 ULBP3 基因表达成功关闭，让毛发再生周期缩短至 3 周。看看，又多了一条走向希望的阳光大道，但尚需进一步的临床论证和观察，方能投入使用。

科学的治疗必不可少，心理建设同样重要，毕竟头发长出来需要时间。另外还有一部分人，无论如何积极治疗也无法再回到从前的茂密。英国皇家医学院推出"秃感力"训练课程，运用认知行为疗法，帮助患者接纳自己的不完美。日本美发师创造的"艺术脱发妆"，将斑秃巧妙地转化为个性符号，在某网络平台上收获了百万个点赞。斑秃貌似病在毛囊，却也是反映身心状态的"晴雨表"。我们期待未来科学有更大的突破，也要学会和不完美的自己心平气和地对话，与自己的头发和解，生命的光彩不应该被发量束缚。

2

假性斑秃

假性斑秃与斑秃仅两字之差,虽截然不同,却似李逵、李鬼,真假难辨。既然沾了斑秃的名字,那就是有共同点,跟真性斑秃一样,假性斑秃会有样学样地出现斑驳状脱发,不同的是经历掉发过程后,会由此形成瘢痕,头发很难再正常长出来。跟斑秃相比,治疗难度更大。如果不及时发现,尽早力挽狂澜,那么就会发生永久性秃发。所以你看,所谓的"假性"只是幌子,更具迷惑性,假象背后的真相很扎心,带来的烦恼更真切。

一、病因

(一)遗传因素

假性斑秃的发病也有一定的遗传背景,也就是基因出现了问题,而且发生变异后的基因还能非常命硬地一代传一代。虽然具体机制还在积极地研究探索中,但有一点可以提醒大家,就是上一代若有人发生过类似情况,后代就需要更小心地留意自己的头发。免疫系统像身体的护卫军团,但工作久了有时难免"出错",误将自己的毛囊判成敌人进行攻击。一来二去,毛囊在强大的免疫系统的反复"轰炸"下,只能"举白旗"彻底沦陷,战场也一片狼藉,逐渐被瘢

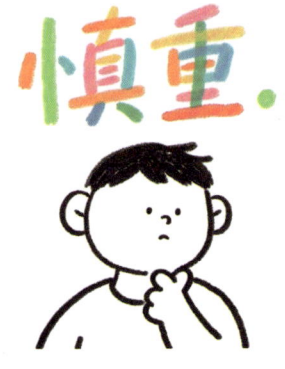

痕组织替代。瘢痕内毛囊缺如，头发想再长回来，难！

（二）疾病因素

"城门失火，殃及池鱼"，有些发生在头皮的皮肤病，也会影响到毛囊。常见的包括扁平苔藓、红斑狼疮等炎症性问题。炎症就像发生在皮肤的火灾，破坏性极强，并向周围及内部扩散。如果深达真皮深层，毛囊遭到破坏性打击，就可能发展为假性斑秃。以扁平苔藓为例，初期头皮开始出现一些紫红色的小疙瘩，逐渐融合、变大变多，进一步深入并摧毁毛囊，头发大量脱落，形成"无发区"。

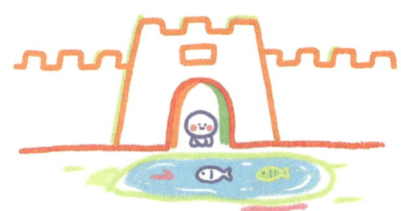

（三）不良习惯

姐妹们都喜欢折腾头发，马尾辫更显幼龄，高耸的发髻则显气质高贵，但长期扎很紧的马尾辫或发髻会让头发持续处于被拉扯的状态，就像一股无形的力量一直要把头发从毛囊中拔出来，让毛发和毛囊都很受伤。烫发、染发都会用到化学药水，化学成分渗入毛囊，容易诱发炎症风暴，尤其是频繁烫染，更会增加患病风险。面部防晒越来越得到重视，但人们往往忽略更多接触紫外线的头皮，长时间的日光暴露让脆弱的头皮和毛囊不堪重负，进而诱发并加重脱发问题。头皮算是皮脂腺最丰富的部位，自然成为微生物的"狂欢"打卡圣地，头皮毛囊炎最常见不过，却容易被忽略，反复发生毛囊炎且得不到及时控制，毛囊持续被压抑到不开心，也会造成暂时甚至永久性损伤，引发假性斑秃。

二、与斑秃相鉴别

假性斑秃与真正的斑秃相比，不会一夜之间发生，过程会更缓慢，就是靠这股温水煮青蛙般的温柔，令它在最初阶段不易被察觉，等脱发持续到局部头皮变得光滑、菲薄，颜色渐渐发白到象牙色，你才惊讶地发现已经找不到正常的毛囊了。这些征象都提示"大势已去，为时晚矣"。这时任你再如何介入治疗，可能都不会太理想。在这一点上，斑秃就"仗义"很多，虽然头发短期内掉光，但毛囊迟迟不肯"谢幕"，尽量拖延时间给你机会去发现，从而尽早治疗。除了外观上的相似，二者的相似处还在于均不会伴有明显的不适感，既不会像脂溢性皮

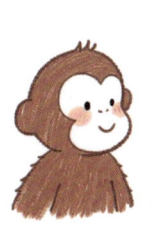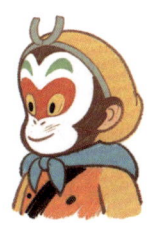

炎般又痒又油，也不会有明显的疼痛或肿胀，有种润物细无声的平和。

三、治疗和预防

能否治愈肯定是大家最关心的关键问题，不得不说，假性斑秃的最大危害在于毛囊被破坏形成了瘢痕，头发难以再生，治疗起来难度不小。最终目标肯定是恢复原貌，但欲速则不达，治疗时应先采取退而求其次的策略，及时控制病情，减少进一步脱发。如果发现得足够早，病情尚轻，及时抗炎是力挽狂澜的重中之重。抗炎首选强效糖皮质激素药膏，千万别抗拒强效激素，面对火灾，你是使用高压水枪，还是一桶一桶地浇水？标准答案只有一个。有效抗炎能尽可能地延缓病情发展，但并非随意滥用，你担心的不良反应问题同样是我们的关注点。长期大量外用强效激素会让皮肤变薄并出现色素沉着，头皮部位的色素沉着还能接受，但如果头皮因为用药不慎变薄甚至萎缩，同样影响毛囊健康。相较于药膏，糖皮质激素局部注射疗效更直接、更确切，但必须由专业医生操作，其技巧和经验能保证最大程度地避免不良反应。若是因自身免疫问题引发的假性斑秃，则需要因症施治，相关的免疫抑制剂不仅是处方药，更需要在有经验的医生指导下用药，定期筛查相关指标，动态监测可能发生的不良反应，治疗就像在通往疗效并伴有不良反应的钢丝上行走，时刻得保持平衡。对于病情稳定且秃发面积局限的情况，可以慎重考虑植发，关键在于"慎重"二字，植发也是手术，不能盲目。

为了预防假性斑秃，你能在生活中身体力行做到的包括：少折腾头发、给头发松绑，避免扎很紧的辫子，户外活动时重视头皮防晒，积极治疗头皮自身的皮肤病，饮食均衡，早睡早起、保证睡眠，适度运动。以上这些对身体好，当然也对毛囊好。

3

弥漫性脱发

你是否有这样的困扰：不经意间总觉得自己的头发变少了，马尾辫越来越细，发缝逐日渐宽，地上、床上、梳子上，哪儿都能看到自己脱落的头发。扒开头发看头皮，毛囊都安在。以上的"对号入座"很可能是弥漫性脱发在"作祟"。

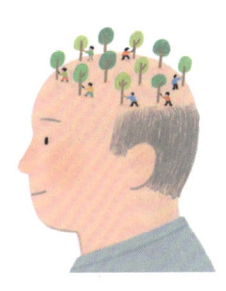

弥漫性脱发，重在"弥漫"二字，它和那种局部斑驳的普通斑秃截然不同，而是发生在整个头皮上，均匀、逐渐的头发减少，无一幸免。你能察觉到的是自己的头发变得越来越薄，整体发量肉眼可见地减少，不禁让人为此忧心忡忡。

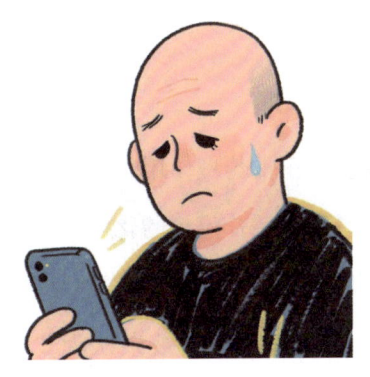

一、内因

（一）激素水平异常

弥漫性脱发与身体内部因素有关，尤其是激素水平的不稳定和失衡。毛囊的生长依靠激素调节，性激素和甲状腺素是绝对的"权威"。在男性体内，雄激素睾酮会在一种特定酶的作用下转化为双氢睾酮（DHT），而DHT会让毛囊逐渐变小甚至萎缩，使头发变得越来越细、越来越短，最终脱落。其实，这种毛囊微小化导致的头发减少主要发生在头顶部，是雄激素性秃发的典型表现。女性体内雄激素水平升高，或对雄激素过于敏感时，也会出现类似情况。甲状腺激素异常同样会影响头发生长。甲状腺功能减退时，人体新陈代谢变慢，头发就容易变得干燥、脆弱，进而脱落。

（二）营养物质缺乏

健康的体魄依靠充足、平衡的营养供给，毛囊亦然。当身体缺乏一些关键营养物质时，头发的生长就会受到影响。缺铁会导致贫血，相当于运输体系集体"罢工"，氧气和养分不能足量输送到毛囊，头发自然容易折断和脱落。B族维生素、维生素D、蛋白质等缺乏，同样会干扰头发的正常生长周期，引发毛囊的集体"骚乱"，生长不同步，最后出现弥漫性脱发。

二、外因

（一）药物

内因很重要，外因也不容忽视。药物在发挥正常药理作用时，多少会伴有疗效外的"赠品"，对毛发影响较大的首要是治疗癌症的化疗药物，

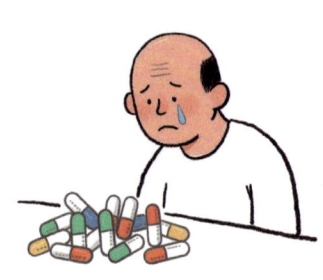

其大面积歼杀癌细胞的过程中，也会伤及无辜，尤其是代谢较快的细胞最容易被误认为"靶子"，比如毛囊，大量处于生长期的毛囊被勒令"停工"，会让头发在短期内掉光。电视剧里接受化疗的男女主角多会戴个帽子掩饰化疗造成的秃头，这已经是人们再熟悉不过的桥段了。还有其他治疗高血压、心脏病等的药物，也会攻击生长期或休止期毛发，它们都是诱发弥漫性脱发的"始作俑者"。

（二）压力

精气神对一个人的状态太重要了。精神压力也成为引发弥漫性脱发的"凶手"之一。长期处于高度紧张、焦虑或抑郁的精神状态下，身体会分泌应激激素。这些激素的作用之一就是干扰毛囊的正常生理功能。比如，压力迫使更多毛囊进入休止期，并长时间停留，原本正常生长的头发就会提前脱落，新头发又无法得到萌发的信号，久而久之，头发就会变得越来越少。

（三）不良习惯

不良的生活习惯与很多疾病如影随形。长期熬夜会打乱身体的生物钟，影响内分泌系统，激素一乱，毛囊的生产秩序自然紊乱。过度节食减肥，身体摄入的营养不足，原料不足或输送障碍，都会让毛囊生产"残次品"，甚至使得头发生产线直接"罢工"。此外，劣质的美发产品或一些头发护理产品中的有害成分长期在不经意间损伤头皮和毛囊，也会造成头发弥漫

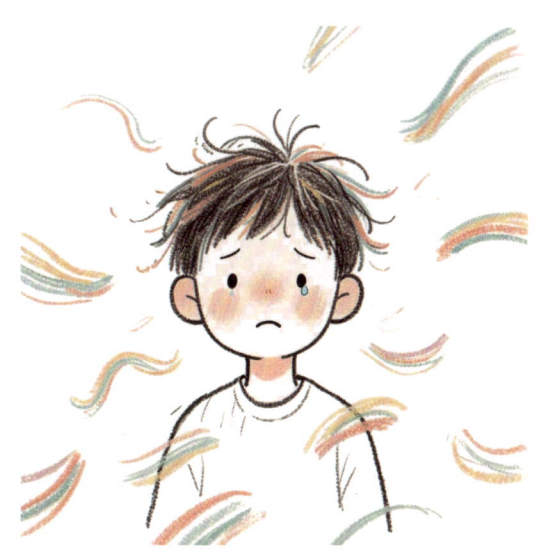

性脱落。

三、症状表现

善于发现弥漫性脱发的前兆是及时止损的关键。当你每次洗头、梳头时，掉下来的头发比以前多很多，而且头发变得越来越稀薄，头发密度明显降低，或原本柔顺有光泽的头发，变得干燥、粗糙、易打结，失去弹性，甚至出现分叉，轻轻一梳就折断，那么，很可能提示你已经中招。随着头发逐渐稀疏，头皮可能会变得更加明显，还可能会伴有头皮瘙痒、油腻，或者头皮屑增多等问题。

四、防治方案

怎么办？先别急，预防与治疗，左右出击，两手都要抓。

（一）早期治疗

外用药首选米诺地尔，其作为经典的扩血管药物，可以有效刺激毛囊，促进头发生长，疗效判定通常需要 3~6 个月，有人起效快，有人起效慢，不要去跟别人比。使用早期，很多人都可能会出现头皮瘙痒、发红等轻微不适，这是由于药物或溶剂的刺激引起的，可以慢慢建立耐受，如果担心，也可以暂时停药一段时间，但这个不良反应总体无伤大雅，不必过于担心。低能量激光是一种理疗，无需考虑不良反应和安全问题，通过刺激毛囊细胞的活性，改善头皮血液循环，辅助头发生长，也是一个不错的选择，只是单独作用时，不要有过多的期待，它作为"助攻手"，非常称职。

（二）晚期治疗

如果你发现得太晚，脱发情况已经比较严重，或者经过药物和物理治疗效果不理想，在自身毛囊资源尚充足的条件下，可以考虑植发手术。但这种"拆东墙补西墙"的方案也有问题，毕竟弥漫性脱发的面积广泛，需要的毛囊量很多，在尽量补充脱发区域毛发密度的情况下，后脑勺部位又成了灾区，毕竟总毛发量基本没变。这种变戏法般的治疗方案还有经济成本，以及伴随的手术风险，一般不作主要推荐。

（三）预防

生活中的预防措施其实比较"大路货"，调整生活习惯，保持规律作息和充足睡眠，合理饮食。富含蛋白质、维生素和矿物质的食物是毛囊的最爱，如肉类、鱼类、蛋类、新鲜蔬菜水果等。避免过度节食；学会给自己减压，运动、听音乐、旅游，都能有效放松身心。这些建议对绝大部分的脱发问题都适用。

定期体检可以及时发现和治疗可能存在的疾病，如甲状腺疾病、贫血等。如果你的脱发问题是由于正在服用某些药物引起的，建议与医生沟通，是调整剂量，还是更换药物，取决于哪个问题更严重。弥漫性脱发问题的解决最重要的是及时发现。关爱毛发，可不是嘴上说说那么简单。

4

休止期脱发

每次洗头看着下水道口一大团掉落的头发,是不是心里发慌到不敢洗头?随手捋一下头发的优雅过后,总会有"烦恼丝"缠在手指上,让你陷入真正的烦恼?休止期脱发的不期而至到底是什么原因?

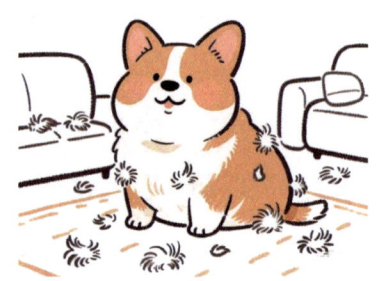

一、发病机制

每根头发从萌出到脱落,都像是一个拥有独立生命周期的个体,依次经历生长期、退行期及休止期。正常情况下,三千"烦恼丝"会有序接力,当90%的头发处于生长期努力舒展时,另外接近10%的头发处于休止期,为下次的生长蓄力,中间则会有个短暂的退行期作为过渡。当所有毛囊听从指挥调动时,有序的动态平衡让整体发量维持相对恒定。但"天总有不测风云",指令本身的错误或接收指令的误差会让场面陷入混乱。本应结束休假的毛囊拒绝"复工",仍赖在假期里躺平,而终于熬过漫长生长期的毛发则"拎包下班",如约脱落,进入休止期。此时的局面就是大比例

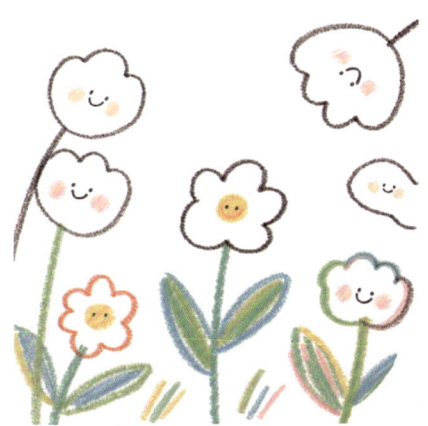

的毛发集体"罢工",单位面积的头发越来越少,逐渐变得稀疏。

二、病因

究竟是什么契机让毛囊集体进入休止期而无法自救呢?看看以下场景你是否熟悉。

(一)激素水平异常

甲状腺作为重要的内分泌器官分泌甲状腺素等激素,具有重要的生理功能,其中之一就是调节毛发生长。如果作为发号施令的总部出现问题,无论功能亢进或减退,头发的生长周期都会被打乱。因此,诸多甲状腺本身的疾病会催促毛囊加快节奏进入休止期,让你大把大把地掉头发。是病就得治,必须认真对待甲状腺问题导致的脱发,解决源头问题,其他的自然迎刃而解。此外,女性在妊娠、分娩,或进入更年期等特殊时期,往往伴随体内激素水平的大幅波动;以雄激素为主的性激素也是毛囊重要的"指挥官",这期间出现的大量脱发现象也

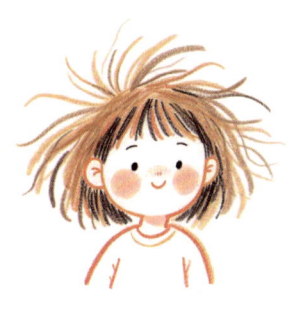

属于休止期脱发。由于这些特殊阶段属于生理现象,绝大部分女性由此引起的休止期脱发在激素水平恢复正常后也会自然好转,不必过度焦虑。

(二)营养物质缺乏

毛囊保持健康状态离不开充足的营养,如果长期饮食不均衡,缺乏蛋白质、铁、锌、B族维生素、维生素D等必要的关键营养素,毛囊就会因缺乏"食物"而失去成长的动力。很多姐妹为了保持身材而采用极端的节食方法,或者由于胃肠道疾病导致的吸收障碍等,都会伴发营养不良。头发缺乏营养就会像植物一样打蔫儿,变得纤细、脆弱,容易折断。持续生长需要源源不断的营养,"留得青山在,不怕没柴烧",毛囊为了保存实力,便提前进入休止期,静静等待春暖花开,食物充足的时候回归。

(三)压力和焦虑

"人在江湖,身不由己。"如今生活节奏快,工作压力大,很多人长期处于高压和焦虑状态,身体会相应地开启"应激模式",分泌皮质醇等激素用以维持这种亢奋状态,代价之一就是干扰毛囊的正常生理功能,更多头发提前进入休止期。有些药物如降压药,以及治疗心脏病或抑郁症的药物等,发挥药效的同时也可能打乱头发的生长周期,引发休止期脱发。毛囊除了固定的生长周期,也有自己的生物钟,不良生活习惯如熬夜,打乱身体的生物钟,也会干扰到毛囊,同时通过紊乱的内分泌系统影响头发生长。频繁烫染折腾头发,化学制剂和物理高温都是头发和毛囊的"天敌",让头发变得脆弱不堪。头发为了躲避灾难,提前进入休止期。由此可见,毛囊懂得自我保护,进入休止期也是它在极端条件下的生存之道。

三、症状表现

休止期脱发最典型的表现就是掉发量猛增,远远超过正常的每天50~100根,洗发更是大型灾难现场,每次洗完留在盆里一大团,你不敢使劲儿抓,生怕每次都扯下来一把头发。这种掉发速度会让头发变得稀疏,尤其是头顶和前额。与雄激素性秃发的区别在于,休止期脱发不会出现发际线明显后移或头顶稀疏到秃头;除了发量,发质也会发生明显变化;原本柔顺、亮泽的头发会变得干燥、粗糙,还特别容易打结、分叉,就像冬天的枯草,没精打采。

四、治疗对策

如能找到病因并改善,休止期脱发通常能自愈,主要还得看具体诱因是什么。甲状腺问题通常是器质性的,那需要科学治疗。营养缺乏就得调整饮食结构,好好吃饭,必要时补充相应的营养素,主打缺啥补啥。针对脱发本身,主要目标是提醒休止期的毛囊结束"休假",整齐划一重新进入生长期。外用米诺地尔能有效刺激毛囊,促进头发生长,对各种类型脱发通吃,当然也包括休止期脱发。秃头固然不好,但休止期脱发的发生本身也是个信号,提醒你应该审视自己的生活习惯并加以改善。是否有充足的睡眠?是否规律并健康饮食?是否能适当放松,缓解压力?是否经常折腾头发?这些问题的答案就像一面镜子,折射出你掉头发的真正原因。当你自认为已经做到了以上你想到的种种,脱发仍无改善时,那一定要及时去医院,毕竟你不是专业的医生。

5

雄激素性秃发

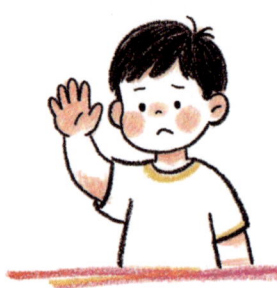

雄激素性秃发(以下简称"雄秃"),听起来挺"男人"的一个病,其实男女通吃,因为大部分人伴有头皮脂溢性皮炎,所以它也被称为"脂溢性脱发"。也因为发病的年轻化,近年来它又被叫作"早秃"。不管名字如何变化,仍然掩盖不了雄秃作为最常见脱发类型的事实,既具有特征性的脱发模式,又表现出显著的男女差异。

一、症状表现

(一)男性

先说模式,大部分男性通常从前额两侧的发际线开始,原本粗壮健康的头发逐渐变得细软、稀疏,随着发际线如退潮般缓慢上移,逐渐呈现由小 m 到大 M 形的脱发形状。这个阶段往往不容易被发现和重视,甚至很多人会以为自己额头大了,是智商在占领高地,或者在为自己的脸型越来越立体而窃喜,但危险往往就是发生在这样的不经意间。随着病情进一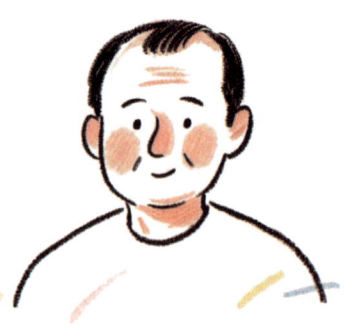

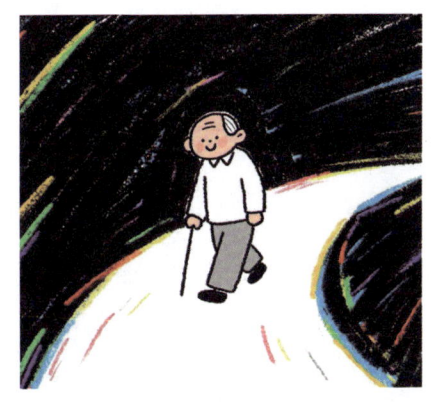
步发展，头顶部的头发也开始逐渐稀疏，而额头的"退潮"更加明显，直到区分 M 的"美人尖"消失不见，彻底沦为"阿哥秃"。当顶部的头发脱落到一定程度时，会看到锃亮的头皮，雄秃狡猾的特点在于不赶尽杀绝，不对后枕部和两侧的头发起"杀机"，因此这两处始终安然无恙，造就了典型的"地中海"发型，即"中央秃"。这也是公园里大爷们的流行发型。有些人为了掩盖光亮的头皮，会将两侧头发留长，从一侧越过头皮梳到另一侧，形成所谓"地方包围中央"，但往往欲盖弥彰，就怕刮大风。

（二）女性

女性的雄秃没有套路，简单粗暴，不像男性雄秃有那么多铺垫。从始至终就是顶部头发逐渐稀疏，从最开始的日常掉发增多，到梳头时发现发缝变宽或马尾变细，再到惊觉整体发量骤然减少，头发细软。无人机从上面俯瞰头皮，好似一棵圣诞树的外观，整个过程也非一蹴而就，通常需要数年。

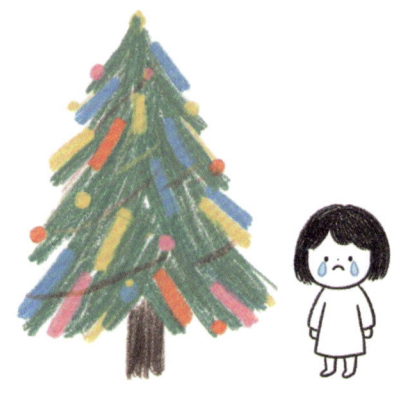

二、病因

（一）遗传因素

雄秃的发生有遗传背景参与，大约80%的患者都能问出其3代内的直系亲属有类似的脱发问题，自己的秃头大概率也会一代一代"薪火相传"。常染色体显性遗传模式涉及多个基因之间的相互作用，从根源上分析，任谁都无能为力。

（二）雄激素水平

既然叫作雄秃，肯定跟雄激素脱不了干系。没错，但不是你想的那种男性激素水平高的简单原理。睾酮是雄激素家族最主要的表现形式，患者额、顶部头皮内存在一个叫 5α-还原酶的催化剂，它的作用是将睾酮转化为双氢睾酮（DHT）。这二者有什么区别？共同点是都属于雄激素家族，区别就在于正常的睾酮会让毛发更茂密、粗壮，尽显男性本色。而堪称"罪魁祸首"的 DHT 恰恰相反，一旦与毛囊细胞表面的雄激素受体结合，就使阴招，给毛囊施压，让其逐渐微小化，所以本来可以萌出3根头发的毛囊变小后就只能钻出1根头发，费力生长的过程让这根"独苗"逐渐变得细软，当长到跟汗毛差不多状态时，你会觉得自己已经秃头了。更决绝的是 DHT 会让毛囊微小化到消失不见，这时候的你才是真的"秃"了。与此同时，头发的生长期也明显缩短。双重打击下，头发看上去就会掉得很多，且头皮逐渐显露。DHT 绝对是个狠角色，不给补救的机会，它对毛囊的这种影响不可逆。也就是说，不管何时，一旦雄秃的启动键被按下，就开启了一条单向的不归路，除非你及时有效地干预。

（三）不良习惯

遗传固然重要，但不良的生活习惯也会成为你秃头路上的"神补刀"，不知不觉中加重雄激素性秃发。例如长期"夜猫子"的作息会打乱体内的生物钟，造成内分泌失调，进而影响雄激素的分泌和代谢。过度的精神焦虑状态令身体分泌更多应激激素，也会干扰毛囊的正常功能。另外，高糖、高脂、高盐的食物虽然会刺激味蕾，但满足口腹之欲的代价就是油脂分泌过度，毛囊堵塞、炎症更会加重脱发，并加速其发展进程。

三、治疗方法

这条单向的不归路一定让你心生忐忑，甚至感到绝望，雄秃问题是不是就无解了？无论来势汹汹还是和风细雨，我们总会运用科学求解，目前有确切的方法有效控制脱发进程，并促进新发生长，能让你看起来越来越不秃。

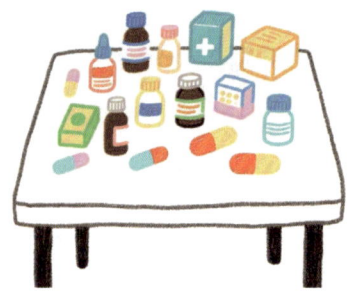

（一）药物

1. 外用米诺地尔

米诺地尔是治疗雄秃的首选外用药，机制前面介绍过不止一次，外用的好处是通过局部渗透吸收，直接作用于毛囊，延长头发生长期，让头发尽可能长时间地生长。作为外用药，虽然作用直接，但疗效需要日积月累，持续使用至少3个月才建议评估疗效，一定要坚持再坚持。若想早期明确是否有效，也可以通过毛发镜观察新生毛发的萌芽情况，以增强用药信心。米诺地尔的浓度目前有2%和5%两种选择。国内外指南建议女性选2%，男性选5%。主要考虑到女性头皮更敏感而设置的人为选项，有选择才会选择。有人会在用药后出现头皮瘙痒、发红、头屑多等不适反应，甚至严重到不得不停药的程度，很多是源于其辅料——丙二醇，而非主药——米诺地尔本身。如果姐妹们觉得每天外喷2次太麻烦，完全可以直接用5%的浓度，每天1次即可，毕竟"一寸光阴一寸金"。万一耐受不了再退而求其次，降低浓度到2%。如果低浓度也耐受不了，还可以找找不含丙二醇的剂型或者干脆购买泡沫剂，其作用会更温和，缺点就是贵。

2. 口服非那雄胺

男性雄秃患者相对幸运，因为口服药——非那雄胺作为5α-还原酶抑制剂，能有效减少破坏分子DHT的生成，阻止其对毛囊的攻击，抑制微小化进程。但头发得一点点儿长，无法拔苗助长，因此需要连续用药3~6个月才可以评估疗效。所谓抑制剂，相当于给DHT的生产车间断电，一旦停药就失去作用，DHT恢复生产后重新活跃，脱发过程自然也就顺理成章地回到起点。所以你看，要想维持头发茂密状态，就得长期服用。

非那雄胺的疗效确切，对绝大部分男性患者都有用，但也非所有人都能接受，为什么？主要源于药品说明书上对不良反应的陈述。服用非那雄胺期间，因其对转化酶的抑制作用，可能会伴随性欲减退、勃起功能障碍等不良反应，哪个男人能接受啊？但是，我劝你别太敏感，其一，这些不良反应的发生率非常低，说明书上有并不代表你服药就会出现；其二，药物相关的不良反应一般都是可逆的,也就是说一旦发生,停药后就会自行恢复;其三,这些问题在正常人群中也会出现,概率并不比药物相关的不良反应发生率更少。与其担心、害怕,还不如想想,头发重要还是潜在的一过性功能障碍更要命。想通了,再服药。很遗憾,常规剂量(1 mg/d)对女性雄秃基本无用,除非大剂量,因此一般不建议姐妹们冒险。另外,孕期禁用,请知晓。

(二)植发

如果嫌服药危险,涂药麻烦,还有没有其他办法呢?当然有,传统治疗路径到这里就该谈谈手术了。植发手术目前已经是流水线作业的成熟技术,甚至可以用机器人代劳。它的原理是将后枕部茂密健康的毛囊单位一个个提取出来,优选后再一个个移植到脱发区域。后枕部没有5α-还原酶,因此还是睾酮的势力范围,不受其影响,移植后仍可保留"赦免权"正常

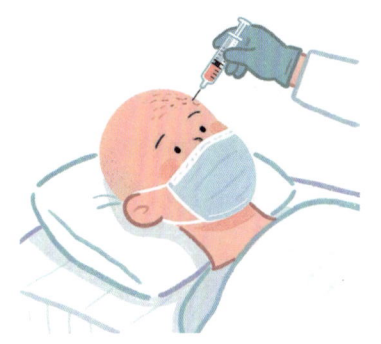

生长,而非"橘生淮南则为橘,生于淮北则为枳"。听上去好像一劳永逸,但基于4个前提。首先,你得有足够的供发区毛囊,否则,后枕部也面临人为的秃发风险;其次,并非每个移植的毛囊都能保证存活,因此,你得接受有一定比例的"浪费";再次,移植前后也需要药物维持,并非单一手术就能一劳永逸;最后,手术毕竟是手术,持续时间很长,花钱事小,安全为要。请一定要跟医生仔细沟通伴随的风险,不能盲目。选择正规的医疗机构和经验丰富的医生,能最大程度地确保手术的成功率和效果。

(三)中胚层疗法

这是最近几年才迅速兴起的新概念,其实也是"老瓶装新酒"。本质就是将多种营养成分直接注射到头皮的中胚层位置(真皮层或皮下),直接为毛囊提供充足的营养,促进毛囊的生长和修复。临床上已经比较成熟的成分包括富血小板血浆(PRP)、浓缩生长因子(CGF)等自体血液制品,可改善头皮血液循环,增强毛囊的活性,促进毛发新生。中胚层疗法最大的优点在于创伤小、恢复快,完全不影响正常工作、生活。更具优势的是,注射的东西都是你自己的,不存在排斥反应等问题,相对安全;局部针刺伴随的疼痛大部分人都能接受;既可以作为单独项目适用于无法用药的人群,也可以配合药物治疗,提高疗效。但作为破皮性的有创操作,技术要求也很高,需要有经验的专业医生完成,也需要按疗程多次治疗,具体治疗次数和方案因人而异。

(四)光疗

皮肤科领域到处都有神奇的光疗,低能量激光利用能够刺激毛囊细胞活性的光源,增加毛囊的血供,促进细胞新陈代谢,辅助改善脱发。每周2~3次,每次20 min,需要按疗程持续治疗。低成本、无痛苦、无风险是

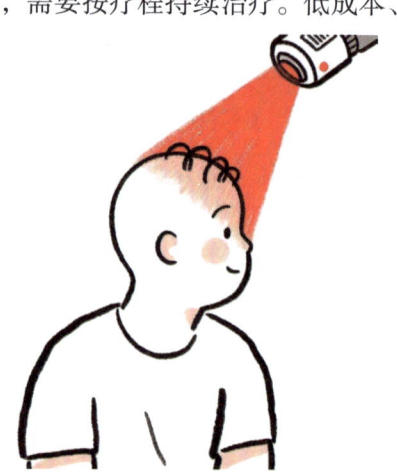

其优点，适用于各种类型的脱发。只是疗效的期望值不要过高，不可能通过单一方法就让头发茂密到满意，但作为一种与药物等方法不一样的机制，确实有效。

四、预防

以上都是医生能帮你做的，头发长在自己脑袋上，你总得为自己付出点儿什么吧！与大多数慢性病差不多的生活方式要点，该践行还是要践行，身体好了，毛囊才会好。保持规律的作息不仅代表每天保证至少 7 h 的充足睡眠，也要求在该睡觉的时间点按时进入睡眠，才能维持内分泌系统的正常运转。科学合理饮食意味着多摄入富含蛋白质、维生素和矿物质的食物，妥协毛囊的口味偏好，如瘦肉、鱼类、蛋类、新鲜蔬菜和水果等可为头发的生长提供充足的营养。糖、油、盐含量高的垃圾食品尽量远离。头皮和头发的清洁、保湿、防晒同样不能少，选择合适的洗发、护发产品，减少过度烫染，像鸟儿爱惜羽毛一样珍惜自己的毛发，绝不能是一句空话。

雄秃与遗传密切相关，我们无法选择父母和祖父母，但现代科学至少让我们有机会做到早发现、早干预。尤其是明确有家族背景的人更得格外关注头发健康，一旦发现头发出现变细、变软、掉发增多等脱发迹象，应及时就医。越早干预，越能提前止损，让秃发来得更慢一些。

6

脱发性毛囊炎

你有没有过头皮里长小疙瘩的经历？如果你是油头，头发一天不洗就打绺，还容易飞头屑，三天两头地冒痘，你肯定经历过。这种头皮里的"痘痘"叫作毛囊炎，生性顽劣，不但又痛又痒，还可能影响头发生长，甚至导致脱发。

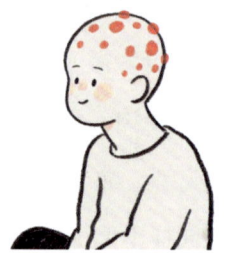

一、引起脱发的机制

从解剖学角度分析，毛囊跟皮脂腺共用出口实在是一单很划算的生意，皮脂腺的分泌物在滋润头皮的时候首先惠及毛发，让头发不至于太干燥、毛糙、起静电。但事事都在于平衡，物极必反，当供大于求，天平就失去了平衡。皮脂腺分泌物呈弱酸性，这些混合物堵在里面出不来就会产生刺激，导致细胞增生。毛囊口的细胞变多、变大，就会让本就不大的出口更狭窄，其本意是告诉源头工厂缩减产能。皮脂腺作为"资本家"的逐利本能，面对反馈信息置若罔闻，毛囊口在皮脂持续刺激下出口进一步缩小，以至于大量皮脂排泄不畅，拥堵后形成一个相对密闭的空间；同时，头皮表面也有大量皮脂堆积。皮肤表面有很多微生物，本像草原上的动物，和谐相处,共享肥美的青草。当一处青草特别茂密新鲜,且有更隐蔽的躲避天敌的掩体时,当然会吸引大家聚集。同样道理,以油脂为生的细菌被堆满皮脂的毛囊单位吸引并定植安家,繁衍子孙。当这个空间无法容纳它们的家族和满足其不断膨胀的野心时,问题彻底暴露。头皮泛红、脱屑,毛囊口周围红肿,顶端有脓头和渗出,这些就是微生物"狂欢"的结局。炎症不但会扩大殃及周围,还会进一步向深处发展,一旦突破毛囊根部到达"大本营",这根毛发就会松动脱落。至于能不能再长出来,就要看毛球部这个"大本营"是否被彻底摧毁。暂时性脱发和永久性脱发的区别点就在于此。

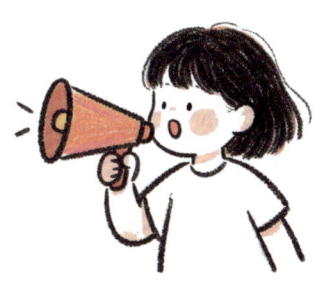

二、早发现、早诊断

脱发性毛囊炎发病的整个过程并非无迹可循,就看你是否足够细心。当破坏启动后,通常会经历局部"瘙痒—刺痛—麻木"的过程。前期的剧烈瘙痒或疼痛是免疫系统在对抗病原体,当神经末梢被破坏,就会转为麻木,所以别以为没那么疼了就万事大吉,也许这才是噩梦的开始。如果你仔细观察自己的头皮,当脱发面积还很小的时候就应该引起重视,积极治疗,还能力挽狂澜。而我们经常看到的事实是,局部头皮已经出现光滑的脱发区,甚至有瘢痕了。为了寻找一线生机,我们可能会尝试通过病理切片来评估是否还有残留的种子(毛囊干细胞)存在,当显微镜下也无法找到毛囊的正常结构,只见纵横交错的胶原纤维,毛囊出口被完全封闭时,才意味着这块头皮永久地失去了生发权。

三、治疗对策

听起来很悲剧吧！但也无需过于悲观，前面的过程是完全无人为干预下的自然发展，只要你能早期发现并科学治疗，就能改写故事的结局。

（一）早期有效控油

头皮毛囊炎及后续的脱发并不是一两天发生的。前期的脂溢性皮炎阶段可能会持续数月甚至数年，表现为头皮油、头屑多，一天不洗就难以入睡，这时候也会脱发，但基本可逆，此时的积极干预尤为重要。有效控油是解决问题的关键，无论是医生推荐的专业洗剂，还是给你的生活方式提出的建设性意见，都要接纳并认真践行，包括养成良好的生活习惯，避免熬夜，别任由自己的喜好，天天喝奶茶、顿顿吃炸鸡，适度自律是保证身体健康要付出的"代价"。

（二）及时快速抗炎

护理是基石，治疗才是武器。尤其面对导致脱发的毛囊炎，需要有与时间赛跑的敏感性，争分夺秒才能志在必得。在毛囊还存活的阶段采取"全方位立体攻势"：系统口服抗炎药，外用抗生素制剂，以凝胶为首选，必要时选择激素增强局部抗炎效果。只要毛囊干细胞还在，就能取得头发保卫战的胜利，此阶段的关键词是"急急如律令"，抢跑就是要快！

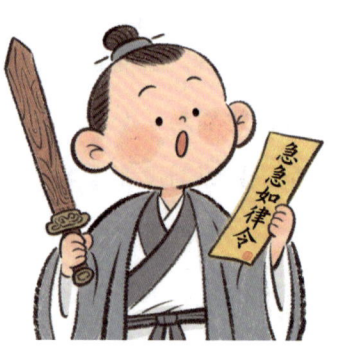

（三）抑制毛囊角化

如果已经出现毛囊退化和萎缩，就得放大招。别犹豫，迅速启动"止损方案"：异维A酸抑制毛囊进一步角化，防止毛囊口闭塞；光动力疗法利用光和光敏剂的化学反应，清除深部感染，广泛抗炎。毛囊坏死具有一定的"传染性"，此阶段治疗的关键词条是"宁可错杀一千，不可放过一个"。

（四）毛囊单位移植

当毛囊已经发生不可逆的萎缩，能做的只有"灾后重建"，尽力就好。毛囊单位移植是可以立即看到效果的治疗手段，需要从自己健康头皮区域钻取毛囊，再如插秧般一个个植入脱发区。术后配合照光、PRP或CGF注射，给移植的毛囊补充光照和营养。即便再折腾，也只能实现最多60%~70%的毛囊存活率，术后终身精心护理是保持头发最大生存率的关键。

头皮毛囊炎的严重后果是出现不希望看到的永久性脱发，所以一定在生活中尽量避免诱因，定期自查头皮，每次洗发时重点关注后枕部发际线和头顶漩涡处等高危区域。发现问题后及时正确处理是止损的关键。头皮的每一个异常，都可能是毛囊发出的"求救信号"，有回必应是守护秀发最靠谱的办法。

须部假性毛囊炎

对于很多男性而言，清晨拿起剃须刀，在铺满泡沫的脸上轻轻划过，是开启崭新一天的仪式。可对一部分人而言，这个看似平常的动作，却可能悄然引发一场"毛发危机"。刮完胡子，下巴突然出现一个个红肿的"小疙瘩"，乍一看像是"青春痘"，

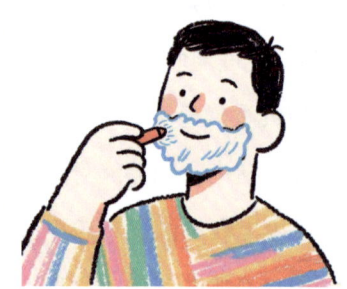

可它们却格外顽固，很难消退。这些"小麻烦"可不是普通的"痘痘"，而是须部假性毛囊炎在"作祟"，作为剃须后遗症也并不少见，逐渐成为影响现代男士颜值的"刺客"。

一、发病机制

如果我们把剃须的过程放大 10 倍去观察，当锋利的剃须刀片切断胡须时，胡须截面会形成锐利的尖端，如同一个个微型钻头。胡须的生长方向并不像你看到的那般整齐，而是根据下巴的曲线自由调节。被剃短的胡须容易迷失方向，可能不再向上生长，而是调转方向，刺入皮肤。如果再将这个局部放大到 40 倍，就能清楚地看到，每个"痘痘"的中心都包裹着螺旋状蜷曲的毛发残端，就像一个个被"封印"在皮肤里的微型弹簧。胡须的逆向生长，会触发皮肤的"红色警报"，随即被免疫细胞识别为入

侵者，炎症因子被大量释放，局部皮肤就会出现红肿、发烫、疼痛等一系列症状。须部假性毛囊炎和普通毛囊炎的区别就在于，它并非普通的细菌感染，而是纯粹的物理创伤引发的皮肤"暴动"。普通的细菌性毛囊炎通常是由金黄色葡萄球菌等病原体感染造成的，脓疱中心能看到黄色脓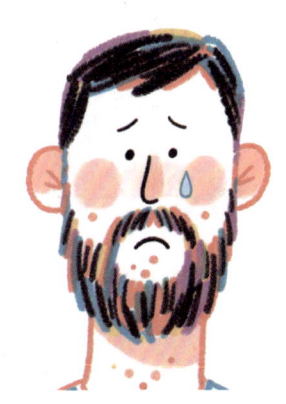头，按压时，有时会有明显的波动感。使用抗生素治疗，效果往往立竿见影。须癣也非常容易与须部假性毛囊炎混淆，因为二者的好发部位完美重叠，提到癣则意味着真菌感染，真菌特有的嗜脂性会让皮肤损伤呈现环状扩散的趋势，不仅边缘颜色鲜艳，还会有明显的脱屑。要想轻松鉴别，拉出来在伍德灯下照一照，特征性的荧光颜色会让病菌立马现形。至于真正的"痘痘"——寻常痤疮，则会伴有粉刺和皮脂溢出，面部的"T区"是重灾区，且表现更加多形，但再大的皮疹内部也不会出现倒生的胡须。

二、处理对策

从流行病学的角度分析，须部假性毛囊炎的发病存在明显的地域差异。非裔男性的发病率是亚裔男性的 7 倍。想想也是，非洲人种天生毛发卷曲，本就迷路的胡须残端更容易彻底迷失自我。假设这样一个场景：剃须后的 24~48 h 内集中暴发了一个个丘疹样皮肤损伤，并沿着下颌线呈带状分布，且皮肤损伤中心能依稀看到蓝灰色的毛发影，那多半就是中招了。此时的新生胡须像是被困在牢笼中的小兽，无助地发出"求救信号"。你可以先用热毛巾敷患处 3~5 min，用家用酒精棉片消毒局部和镊子，轻轻地刺破

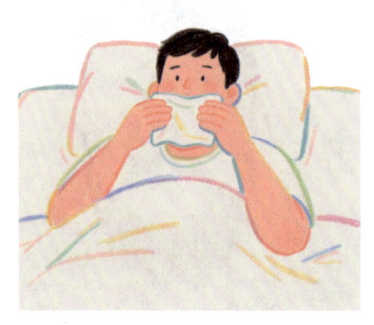

皮肤表面，再顺着毛发生长的方向，轻柔地取出倒刺毛发。掌握技巧并运气好的话，一般能取出完整的内卷毛发。这个过程需要耐心和细心，下手还得稳、准、狠，用力过猛可能造成二次损伤，犹豫不决地反复试探则会导致炎症扩散，诱发感染。没有经验或胆小者则不建议盲目自行操作。

如果实在不敢自己处理，还可以选用低浓度激素乳膏，它就像是给暴怒的免疫细胞降温、降火，每天2次薄涂在患处，能有效控制局部炎症。用水杨酸棉片等含酸类成分的外用制品湿敷，有助于溶解堵塞的角质栓，让被困的毛发有机会"重见天日"。红蓝光照射也是安全、有效的方案，蓝光抑制炎症因子，红光促进创伤修复，使用靠谱的家用仪器或去医院治疗都可以，重在坚持。对于那些反复发作的顽固分子，如果想彻底解决问题，可以考虑激光脱毛，但一定要慎重考虑，一方面要选择合适的参数并要求对称；另一方面也需要知道，脱毛容易长毛难。一旦脱毛成功，不再患病的同时，也永远地失去了这部分胡须。

三、预防措施

预防永远重于治疗。建议各位男同胞选用单刃剃须刀，它就像精准的园艺剪刀，能减少对毛发横截面的创伤，尽量避免使用多层刀片剃须刀那种"砍伐式"的剃刮方式。剃须时要温柔，并顺着毛发生长的方向。道理很简单，如果总是逆着毛摸猫咪，它也会"炸毛"，皮肤同样会"抗议"。

另外，剃须时建议保持刀片与皮肤呈 30° 夹角，这个角度既能顺利切断毛发，又不会损伤表皮。剃须前做好润滑工作也很关键，最好沐浴后趁热完成，或者先用热毛巾做个简单的热敷，使用含有甘油成分的剃须膏也有一定帮助，能让整个剃须过程更丝滑。

须部假性毛囊炎貌似问题不大，但危害不小，重视胡须向你发出的"求救信号"，做好日常管理，关注细节，让"小麻烦"不再成为麻烦。

8

女性多毛症

姐妹们都希望皮肤光洁如剥了壳的鸡蛋,除了头发越多越好,其他不该长毛的地方最好一根都没有。但有时往往事与愿违,明明皮肤白皙,可就是有讨厌的体毛。唇上和额头浓密的绒毛多到让人难分男女,手臂上的汗毛一根根倔强地排列整齐,皮肤越白就越明显。除了定期用剃毛刀刮,经验让你对去毛产品如数家珍。因为体毛问题,你不知道推掉过多少温泉和游泳邀约,就怕让尴尬破坏了美好氛围。

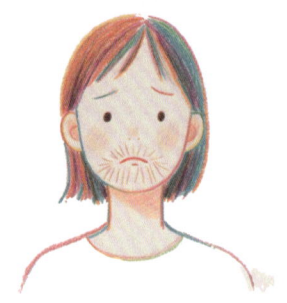

一、病因和表现

如果你的体毛不只简单的浓密,还有着男性般的分布特征,那就要提高警惕,看是不是真的有"病",比如多毛症(hirutism)。在疾病状态下,女性的唇周、下颌、胸腹中线、后背等部位都会有粗硬明显的毛发,虽然你会担心美观问题,但这背后可能暗藏"杀机"。多毛症的出现也许是身体给你发出的健康警报。

据统计，全球 5%~10% 的育龄女性受到多毛症的困扰，其中 80% 与激素异常（主要为雄激素）有关。人体的内分泌系统精密又复杂，与激素分泌相关的女性器官包括卵巢、肾上腺、甲状腺等，其中任何一个出问题，都会打破整体和谐。多囊卵巢综合征（PCOS）是女性多

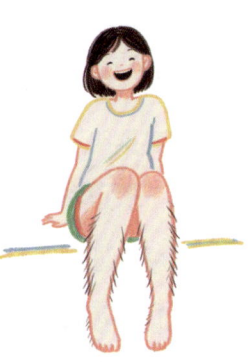

毛症的最常见诱因，约占 70%，源于先天性增生或后天肿瘤的肾上腺功能异常，或胰岛素抵抗。此外，某些药物的不良反应，也会通过调节雄激素水平异常增高，导致女性体毛异常增多。所以，当你发现自己的体毛分布向男性趋势发展时，一定要留个心眼儿，排除一下是否存在隐匿性激素异常。

二、处理对策

治疗还是没头绪？那本节就手把手教你该怎么做。

（一）明确病因

首先要记录，建议用手机拍照的方式做日（周）记，记录下毛发分布的图像和动态变化。其次，还是记录，既然怀疑与激素有关，就要同时认真观察自己的月经周期并做好记录，包括是否有月经伴随症状，如腹痛、胸胀等。如果经过一段时间的细心记录发现了异常，那就得进入下一步流程，即去医院。毕竟，相关检测只能在医院完成。检查项目包括但不限于性激素六项、口服葡萄糖耐量试验（OGTT）试验、妇科超声等，初步检测结果决定了你到底该挂哪个专科就诊，可能会涉及内分泌科、妇科或皮

肤科。对于寻找多毛的源头这件事儿，不同年龄段的关注重点和应对方式也有所区别。青春期少女重点要先排查先天性肾上腺增生，育龄期女性需要配合监测排卵周期。确定多毛症与雄激素异常相关者，则建议使用抗雄激素药物，治疗期间需要严格避孕。围绝经期女性需要注意鉴别肾上腺肿瘤，建议每年进行低剂量计算机体层扫描（CT）筛查。

（二）病因治疗

女性多毛症如何治疗取决于病因，导致激素异常的原发病是治疗的重点，即对因治疗，"擒贼要先擒王"。如果在治疗期间想快速改善外观，或者无需病因治疗，那就简单粗暴地对症治疗，即脱毛。

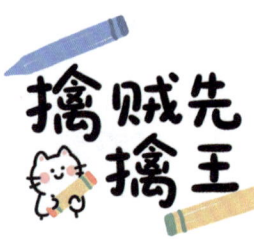

（三）对症治疗

去除多余毛发的手段特别多，各种民间方法五花八门，但能上台面的大致可以分为物理脱毛、激光脱毛和化学脱毛。物理方法主打生拉硬拽，就是用各种黏性物质将毛粘住后，快速拉扯达到连根拔除的目的。超市里能买到的以蜜蜡为主的脱毛膏和胶布，脱毛过程虽快，但真的是疼，一般做过一次很少有人愿意再尝试，况且无法做到除根，虽然能将整根毛拔掉，但"老巢"仍有生发能力，所以该长的毛还会长。怕疼或者不想费事儿的可以用刮毛刀，就像男性剃胡须一样，胜在方便好操作，但毛长得更快，要将脱毛纳入日常护理清单。化学脱毛过程中需要使用一些抑制毛发生长的药物成分，但也无法做到永久抑制，考虑到其可能对皮肤的伤害，总体不建议。激光方法是脱毛的主流，但凡尝过激光脱毛的甜，就不会再想吃其他方法的苦了。因为激光脱毛主打安全、有效，根据毛发生长周期，每一次脱毛都会强力精准消灭生长期毛发，并摧毁毛囊。经过几次治疗后，就能达到相对长久地抑制毛发生长的目标，让你没有后顾之忧。另外，脱毛的仪器设备不断升级，从最初的一次治疗费时、费钱、还痛，到现在的几分钟无痛脱毛，仪器价格不涨反降，不得不说，感谢科技。

三、结局和预后

有人觉得患了女性多毛症就会伴有生育困难。有一说一，这部分群体中确实有相当一部分是 PCOS，会在一定程度上影响妊娠，但通过规范治疗，妊娠率也可达到 70% 以上。所以，二者之间不能简单地画等号，面对疾病，要积极乐观，更要客观科学。还有人认为女性多毛症是遗传的，没错，该病确实存在一定的基因背景，但遗传倾向不等于必然会发病，与遗传相关只能说发病的概率更大而已。"我命由我不由天"，通过积极改变生活方式，就有可能显著改善症状。

以上文字为你解决汗毛过重的问题提供一些自救思路，但仅仅是思路而已，提醒你，一步步操作后如发现与该症相似度很高，一定要尽早去医院就诊。

9

毛增多症

人体平均拥有 500 万个毛囊，正常状态下毛囊就像纪律严明的部队，各司其职，规律运转，不允许出错，例如头发持续生长 2~6 年后会短暂休整，再进入下一个周期，而体毛仅仅存活数月。但如此庞大的毛发队伍怎么会没有差错？任何原因都可能打乱这周而复始的规律，有人秃头，就有人多毛。本该处于休养状态的毛囊集体"复工"，持续不断地工作，不但会造成毛发量显著增多，且新生毛发的直径也会更粗壮。如果"复工"发生在头皮还算是喜剧，毕竟没人会嫌头发多，但如若不该长毛的位置也长了毛，比如手掌、鼻尖，那就是一场悲剧了。

一、发病机制

毛发的异常生长存在两种截然不同的机制，一种是前一节解读的女性多毛症，通常是指女性受雄激素驱动后出现男性化毛发分布，长出如胡须一样的唇毛，或胸毛和腹毛。而本节将聚焦的毛增多症，属于非激素依赖基础上的全身毛发均匀性增生，变身"猕猴桃人"，该病分为先天性和后天获得性。

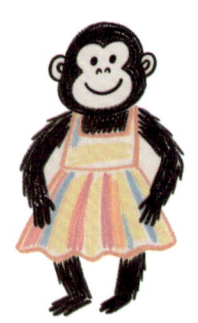

有人天生毛茸茸的，属于先天性胎毛增多症。婴儿出生时都是全身光溜溜的，而这类宝宝出生时即可

以看到全身覆盖浓密的胎毛，甚至可以长到 10 cm 以上，就像刚出生的企鹅宝宝。主要问题为染色体 17q24.2-q24.3 拷贝数突变，纯粹是基因带的毛病。获得性全身性毛增多症的患者出生时一切正常，成年后突然出现毛发增生，甚至连舌面都会出现黑色绒毛，简直是一夜之间返祖。出现这种情况，首先要考虑是否伴发恶性肿瘤，如恶性程度较高的肺癌和乳腺癌等。有些药物也会诱发毛增多症，常见的"罪魁祸首"包括环孢素、米诺地尔、

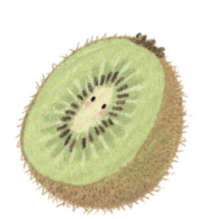

苯妥英钠等药物，药物诱发的异常毛发不仅表现在数量上，还可能有颜色变化，多呈银白色，一夜白头，不一定都像白毛女一样由于伤心至极所致，还有可能是药物"作祟"。出现这种情况及时停药，还是有机会恢复的，需要的时间比较长，如果经过 1~2 年还没变黑，证明希望不大了。有些人因为烧伤、摩擦，或石膏固定的位置局部刺激，也可能出现毛发异常增多，通常出现在创面愈合后 6~12 周。新的毛发会比较硬，虽然也不好看，但总好过瘢痕性无毛，况且后期可以通过技术手段去除。总之，多毛这件事儿，"仁者见仁，智者见智"。

二、检查和诊断

面对"猕猴桃人"，医生通常会综合考量评估。通过最基础的毛发镜可以初步了解毛干结构，如果是由基因导致的先天性问题，其毛髓质会有明显的异常膨大。女性还需要额外完善相关激素检测和妇科超声检查，排除激素的诱因。正电子发射计算机体层成像（PET-CT）可以帮助排查恶性肿瘤等"幕后黑手"，如果医生建议你做，还是接受比较好。为了明确诊断，尽快恢复，你需要做的是主动提供详尽的信息，如近期新增或改变

的用药，配合医生稳、准、狠地明确病因。

三、治疗原则和方法

这类多毛问题的治疗原则与女性多毛症相似，同样分为对因治疗和对症治疗。有区别的是，对症治疗更有意义，因为对于某些因，实在是有心无力或无能为力。

激光脱毛就像大功率的"除草机"，按疗程接受治疗，总有一天会让你恢复如常。如由于某些原因不能接受激光治疗，还可以选择漂白剂"伪装"：用6%的过氧化氢乳膏让黑毛暂时"隐身"。当然，新长出的毛发仍会是显眼的黑色。特别不建议用传统的蜜蜡等拔毛，万劫不复的疼痛只能换来短暂的几周清爽，实在不值得。

AI技术的快速发展总会给人们带来新的希望，目前已经成熟的小干扰RNA（siRNA）技术就是通过递送基因沉默片段给毛囊，靶向关闭 *SOX21* 等毛发生长基因，从根上就没法儿长毛。还有CRISPR-Cas9编辑染色体异常区段研究也在实验室取得重大突破，动物实验中成功减少了50%的

毛发生长。让我们期待该技术有朝一日进入临床。令人瞩目的干细胞重编程技术就更神奇了，不想长毛？那就把负责长毛的毛囊干细胞直接转化为汗腺细胞。想想这毛囊还真是命运多舛，生为毛囊却为了出汗而活，从感情上讲深表同情。

毛多并不会对身体健康造成威胁，关注的重点还是在于判断其是不是身体发出的特殊信号，才好提前发现并加以解决。至于多毛本身，现在的科学手段和技术创新，完全有能力让失控的毛发按照我们的心意去生长。当皮肤上又冒出新的毛发时，先别着急消灭，且"让子弹再飞一会儿"，仔细倾听身体想要说什么。

10

毛发结构异常

你仔细观察过自己的头发吗？是不是觉得头发就应该是细长丝，带点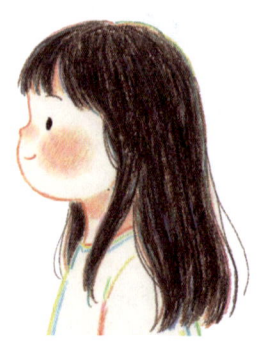儿弹性，个别可能会在发梢有鱼尾巴一样的分叉，仅此而已。如果把一根头发放在显微镜下观察，你会发现貌似丝滑的头发表面居然暗藏玄机，就像排列整齐的瓦片一样层层叠叠。这就是你肉眼能见到的毛发最外层的结构——毛小皮。几乎所有洗发水广告都会以此为卖点，如洗发前这些毛小皮排列紊乱，个性张扬、飞扬跋扈，但使用某品牌洗发水后，立刻变得老实服帖，让头发重现柔顺。

一、各种病因和表现

其实毛小皮的主业并非在于柔顺头发，其更重要的职责是保护毛干内部的毛皮质和毛髓质。毛皮质位于毛干夹心层，决定了毛发的弹性和韧性，让你的头发不至于一扯就断。毛髓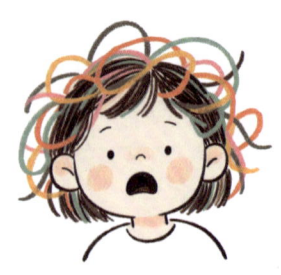质则像疏松的海绵一样充斥在毛发最核心层。这种类似三明治的结构赋予毛发超过其外表的强大能力，可以抵御外界各种刺激，包括紫外线、机械刺激等，也能让头发整齐划一，如"飞流直下三千尺"般轻扬。以上都是理想状态下的毛发情况，再精密的工厂也会偶尔出现残次品，当毛干在发育过程中发生事故，就会出现结构异常，变得脆弱、扭曲甚至打结等肉眼可见的外观问题，有可能还会伴随健康问题。本节重点介绍3种比较常见的结构异常性毛发问题。

（一）结节性脆发症

顾名思义，大概率就是头发出现了打结、发质变脆。字面上理解确实没错，但它不是真的打结，而是在毛干上形成一个个白色的小结节，轻轻一拉就会断裂。放在毛发镜下观察，生病的毛干像极了一根被反复踩躏发旧的绳子，结节处的毛小皮剥落缺如，里面的角蛋白暴露并断裂，如扫帚的末端。

追根溯源，结节性脆发症的发生与遗传代谢性精氨琥珀酸缺乏相关，但在实际生活中，频繁烫染头发、每天过度梳头发、经常用吹风机高温吹干头发，或用卷发棒卷发等日常行为，都会增加中招率。如果身体伴有基础疾病，如甲状腺功能减退症、缺铁性贫血、神经性厌食症等，那可能更会雪上加霜，进一步降低发病的门槛。

（二）套叠性脆发症

套叠性脆发症有一个更形象的名字，叫作"竹节状毛发综合征"，因为毛干看起来像一根根迷你小竹节，主要原因是二硫键缺乏，导致毛干局部发生内陷，外观上就形成了这样特殊的一节套一节的结构。还有一种被称为内瑟顿（Netherton）综合征的遗传性鱼鳞病，其中

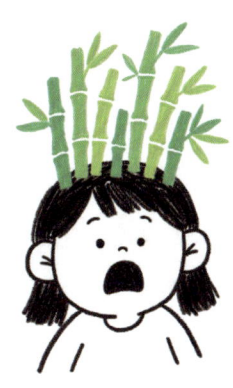

伴发的症状之一就是这种特质的毛发外观。想想看，二硫键负责保持头发的强韧度，无端缺如的头发自然变得脆弱、易断。作为综合征的诊断，还要结合皮肤红斑等表现综合分析。

（三）念珠状发

这种头发类型也与遗传相关，而且是常染色体显性遗传，位于染色体12q13位的Ⅱ型角蛋白基因族出现问题，就等于出生前被做好了标记，不论刚出生或婴儿期是否正常，反正长着长着，头发就会变成珍珠项链般一串串的形状，放到显微镜下看则更明显，呈现周期性缩窄与膨大，好似波浪在跳舞。这种发质自然脆弱、易断。被

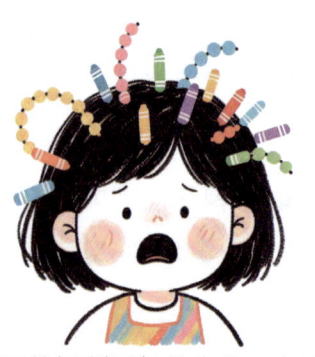

标记的问题不仅是头发，在遗传背景下，还常伴有毛周皮肤的角化过度，也就是"鸡皮肤"等其他问题。

二、防治对策

以上毛发结构异常性疾病，大部分都有遗传相关性，但某些生活不良习惯也在推波助澜，因此，治疗的重点之一还是要纠正不良习惯，用心呵护，尽量避免一切物理或化学性刺激。勤梳头的确有益头皮健康，但如果毛发结构异常脆弱，就不能过多刺激，还是少梳、适度为妙。选择宽齿梳会将刺激程度降到最低。至于烫染等折腾头发的事儿就更应该少做，日常洗头也需谨慎，比如温水和性质温和的洗发水是标配，懒于清洁或过度清洁都有可能导致头皮微生态失衡，尺度需拿捏得恰恰好。如果有条件，可以适当补充胱氨酸、铁、锌等营养素，加强头发营养。紫外线是毛小皮的

天敌，而头发和头皮是人体距离紫外线最近的位置，无论如何防护都不为过，戴帽子、戴头巾、打遮阳伞、使用含防晒成分的护发素等，都行之有效，建议全方位武装。

要说治疗，传统手段都无效，别做无用功了。毛发结构异常性疾病既是基因与环境博弈的缩影，也是人类医学进步的"试金石"。从显微镜下的逐帧分析，到干细胞等疗法的积极探索和颠覆性突破，科学家们正一步步解开毛干的"叛逆密码"。期待未来的某天，人们能像修剪盆栽一样，随心所欲地自行设计毛发的形态与强度，而不必受基因的控制。毕竟，谁不想拥有一头既抗造又能凹造型的秀发呢？

第六章 毛儿的生活困扰

1

婴儿枕秃

很多新手父母遇到一点点问题都容易放大焦虑情绪,当看到宝宝的后脑勺突然少了一圈儿头发,马上就会从缺钙联想到得了什么大病。这种出现在婴儿后脑勺的头发稀疏或脱落,被称为婴儿枕秃。其发生率非常高,约半数婴儿在3~6月龄期间都会经历,并非一定需要治疗。本节带你解读为什么小宝宝容易"秃头"。

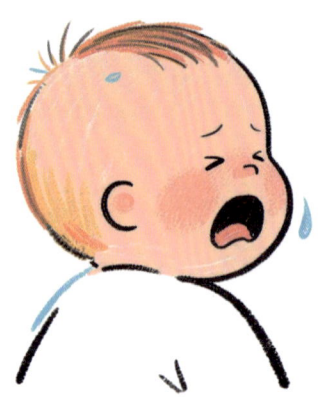

一、发生机制

刚出生的婴儿很柔弱，在解锁坐—立—站—跑功能之前，大部分时间只能躺着，大大的脑袋每天接触枕头、床单或婴儿车靠垫，并频繁摩擦，受力最多的后脑勺是不是就像被除草机反复打磨的草坪，别说头发会长了，长出来都难呢！长期的机械性摩擦让毛囊进入休止期并被迫停留，不是不想改变，是实在无法做到，摩擦最严重的位置，也就是后脑勺会形成一片"不毛之地"。

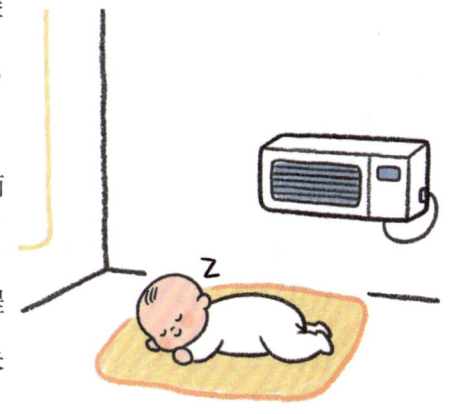

枕秃的严重程度取决于摩擦程度。婴幼儿的神经系统发育尚未完善，新陈代谢旺盛，头皮的汗腺、皮脂腺密集，尤其是在高温季节，汗液和皮脂腺的分泌物刺激宝宝本就细嫩的皮肤，就像猫咪痒了会找个沙发摩擦后背一样，宝宝也会本能地通过摇头摩擦来解痒。每天重复再重复，枕秃也就越来越明显。

婴儿刚出生时的胎毛细软，基本上算"临时工"，一般在出生后 3~4

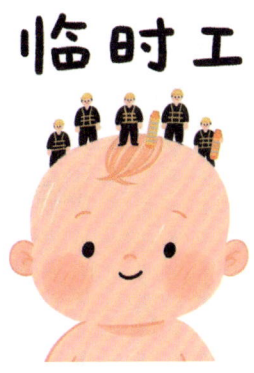

个月会自然脱落，逐渐被终毛替代。如果胎毛脱落区域恰好集中在后脑勺，就会让枕秃看上去更明显。有个冷知识请新手爸妈了解：胎毛的脱落速度可快可慢，存在个体差异，不排除有的急性子宝宝一夜之间变成小秃头。

二、排除病理性因素

面对枕秃，最担心的问题还是宝宝是否缺钙。先说答案：并不是所有枕秃都与缺钙有关。在老一辈的育儿经中，枕秃常与缺钙、佝偻病绑定，因为在缺衣少食的年代，很多新生儿因营养不良而致病，但真正由于维生素 D 缺乏导致的佝偻病患儿，除了枕秃，还会伴有颅骨软化、肋骨串珠等其他典型症状。现如今的婴儿有诸多配方奶粉和辅食的选择，其中钙含量足够丰富，除非宝宝存在消化道问题而导致钙吸收障碍，或者长期不见阳光而无法合成促进钙吸收的维生素 D，一般正常喂养的婴儿想缺钙都难。单纯由于摩擦导致的枕秃当然无需额外补钙。如果实在心存疑虑，也很简单，去医院做个血液检查就一目了然，最忌讳的就是无知下的私自乱补钙，最怕的就是钙质吸收过多导致其他严重问题。

本节虽旨在答疑解惑、破除谣言，但话不能说满，还是要讲科学。大多数枕秃对婴儿并无严重影响，但少数情况可能是某种疾病的信号。如果发现宝宝除枕部少发，还伴有其他部位脱发，需要警惕是否为先天性少毛症或甲状腺功能异常。如果伴有头皮红斑、鳞屑，要排除脂溢性皮炎或银屑病；如果出现夜晚睡眠哭闹或夜惊，那确实得排除维生素 D 缺乏性佝偻病。总之，"事出反常必有妖"，有疑问就要尽早就医。

三、采取针对性措施

如果以上异常皆无,劝你放下焦虑,无需多虑。既然摩擦是大部分婴儿枕秃的"罪魁祸首",那就抓主要矛盾。为宝宝选择丝绸或竹纤维等材质的枕套,即使摩擦,也尽量让摩擦度降到最低;合理延长宝宝的趴睡时间,也能一定程度上减少枕部摩擦的机会,还能"有一送一",锻炼颈背部肌肉。选用婴儿专用洗发水为宝宝清洗头皮,避免油脂堵塞毛囊;适度增减衣物,调节房间温度、湿度,让宝宝处于舒服的环境中,避免出汗过多;房间足够安静,减少睡眠中的干扰,也会让深睡眠增加,减少头部摩擦。

目前已经有枕部少发或脱发的问题,也别过于担心。婴儿毛囊具有强大的再生能力,随着宝宝逐渐长大,学会坐立和爬行,其头部摩擦必然减少,这时终毛有机会生长,枕秃也就会自然消失了。那时候,爱焦虑的家长们可能又该担心宝宝不睡觉的问题了。

胎毛稀疏

"条条大道通罗马",有人就出生在罗马,而有人距离罗马十万八千里。大部分新生儿刚出生时都会自带毛发,但发量有差距,有的浓密如绸,霸气外露,连发型都不用操心;有的薄如蝉翼,自带滤镜,用手拨拨看,毛不但少,更是细软且分布不均。后者这种情况可能就属于天生"胎毛稀疏"。

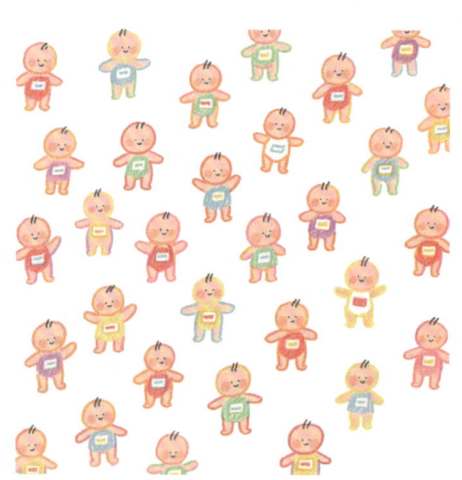

胎毛是胎儿在母体内就开始形成的,一般孕 5~6 个月开始萌芽,像一层薄薄的银白色"绒毛毯"覆盖体表,与胎脂共同形成保湿防护层,帮助调节体温,同时保护脆弱的新生皮肤。胎毛在与羊水的摩擦过程中,还有

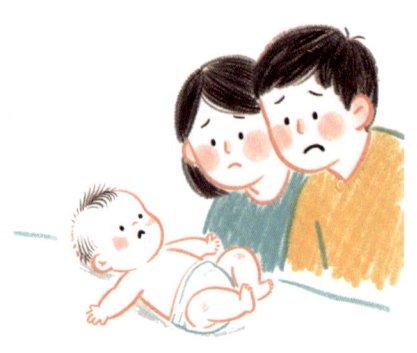

助于促进宝宝皮肤神经末梢成熟。出生前 4 周左右，胎儿会有一次换毛机会，若因早产而未到换毛脱落期，这时候出生的宝宝就只能拥有比较稀疏的发量了。

一、主要影响因素

首先，人体大部分问题都绕不开遗传，发量问题亦同理，早在精卵结合时，宝宝的发量就已被贴好了标签。如果父母家族大都发量浓密，新生儿可能直接解锁"蒙奇奇①"皮肤；如果父母发量天性稀疏，那么新生儿大概率也是一个"蒲公英②"宝宝。

其次，在胎儿与母体共存的阶段，妈妈孕期的蛋白质、维生素以及锌的摄入量，会直接影响宝宝毛发的密度与韧性。孕妈若长期蛋白质摄入不足，毛发生长需要的营养缺乏，则宝宝毛发多细软、易断；维生素缺乏可能导致胎毛脱落异常；锌缺乏则容易出现毛囊生长周期紊乱等情况。就这一点而言，孕妈的饮食健康非常重要，且大有乾坤；但进补也要理性，母性的王冠让很多孕妈在孕期狂补黑芝麻和核桃之类的食物，缘由是这些食物能让宝宝的毛发黑亮、粗直。这些食物含有大量健康脂肪和微量元素，对宝宝身体和毛发有益，但可不是生发的催化剂。物极必反，孕期过量摄入，反而可能导致体质量失控或血糖升高，这就不仅是毛多毛少的问题了，而是对宝宝健康产生威胁。

再次，胎毛脱落的时间也会暂时性地影响宝宝发量。胎儿足月出生前，胎毛本应脱落，由终毛接替，但有些宝宝性格清奇，喜欢慢工出细活，导

---

① 蒙奇奇：来源于日本动漫的超人气玩偶，两只代表"幸福"和"幸运"的小猴子。
② 蒲公英：这里指易脱发、掉毛。

致胎毛脱落延迟，出生时终毛"上岗率"不高，看上去头顶宛如"蒲公英"，风一吹就露出头皮。

最后，还有些宝宝在妈妈子宫里习惯了母体雌激素的"护发套餐"，脱离母体后，激素水平断崖式下跌，导致大部分毛囊同步进入休止期，看上去也是毛发匮乏；不过无需担心这种生理性调整，毛发经过短暂的休整，会跟随身高、体质量的增长速度，如嫩草般破皮而出，茁壮成长。

二、排除病理性因素

虽说宝宝刚出生或在婴儿期内发量稀少很常见，也是正常现象，但如果出现以下情况，还是需要拉响警报，做到未雨绸缪。遇到新生儿全身无毛，同时伴甲板畸形，要警惕先天性皮肤发育不全等皮肤及附属器缺失性疾病；如果胎毛稀疏伴牙齿发育异常，要警惕 EDA 基因突变导致的毛发、牙齿和汗腺异常；如果头皮局部斑驳状脱发还有很多鳞屑，要看看宝宝是否有脂溢性皮炎。越早发现问题，越有助于问题的及时有效解决。

三、处理对策

（一）避免轻信偏方

看到宝宝出生后发量稀疏，全家都跟着着急，这时候容易偏方"上线"，智商集体"下线"。生姜、母乳号称能生发，就运用"拿来主义"拼命给宝宝头皮涂抹。生姜中含有大量刺激性成分，而宝宝头皮极其娇嫩，非常容易发生刺激性接触性皮炎。母乳营养成分含量极高，喝进去是食物，但涂抹在皮肤表面就是在制造细菌培养皿，易引起继发性毛囊炎，可能会加重宝宝的秃发。还有江湖传言"剃满月头促生长"，也是毫无科学依据的。

毛囊数量早已由基因决定，怎么会因为剃光就变得更多呢？但凡认真思考，就不会上当受骗。

（二）采取适当措施

既然有的宝宝天生胎毛稀疏，那就会有生发的需求，与成人治疗不同，宝宝还是建议加强平时的护理。清洁时最好使用婴儿专用洗发水，定期轻柔地清洗宝宝头皮，除菌祛油，保持头皮局部环境和微生态平衡。如果在洗发过程中配合轻柔的按摩，也能一定程度促进局部血液循环，进而促进毛发生长。头发的营养与全身营养息息相关，要合理补充蛋白质、铁、锌等必要的营养素。纯乳喂养阶段除了要加强妈妈的营养，也可以视情况配合配方奶粉，确保足够的营养摄入。增加辅食阶段应及时添加蛋黄、牛肉、菠菜等对毛发友好的食物。另外，头皮的保湿与皮肤有些不同，对环境的依赖程度比较高，所以适度保持室内温度和湿度，可以预防宝宝头皮干燥。

人生之初，有太多的可变性和可塑性，无论是"蒲公英"宝宝还是"蒙奇奇"宝宝，健康最重要！

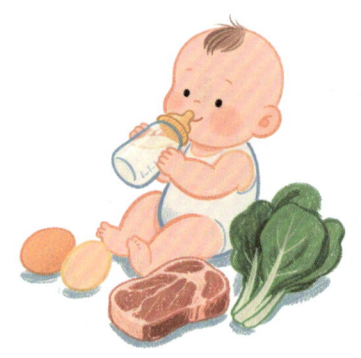

3

毛发干枯分叉

毛发干枯，末梢分叉，就像冬天萧瑟的树枝。头发没有营养就容易断，看上去更是不柔顺，毛糙到自带静电，让人苦恼，甚至引起焦虑、烦躁，严重影响颜值，摧毁自信。先别急着找解决办法，知己知彼，方能百战不殆。

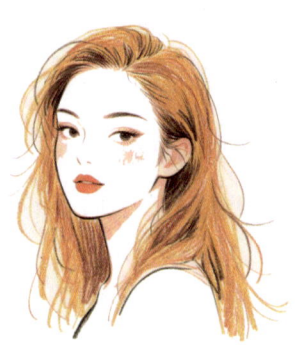

一、先天性因素

说实话，遗传这东西是科学，也是"玄学"。有人天生拥有乌黑的秀发，而有人不管如何折腾，头发依然枯黄干燥。毛发问题与人类的很多特性一样，都有一定的遗传倾向，人体掌管毛发的基因确实很大程度上决定了头发的密度、生长速度及健康状况。日常生活中你对头发的细心呵护和科学护理会在一定程度上弱化基因的强势掌控，让毛发摆脱命运的安排，不管有多大机会翻盘，总值得去尝试。

二、后天性因素

后天的环境影响就像"双刃剑",既能进一步加重伤害,让头发在原有干枯的基础上变得更毛糙枯槁,也可能给你逆袭的机会,找到突破口,积极改善和预防。日常生活中的阳光照射、烫染等化学刺激及体内激素水平的变化等,都会对毛发的健康产生影响,也是应该关注的重点。

(一)阳光照射

晒太阳好处多多,紫外线能通过合成维生素 D 促进补钙,能杀灭有害菌,还能打扫阴霾,让心情变得愉悦。但在皮肤科医生眼中,它却有顽劣成性的另一面,以致生出很多祸端,尤其是让皮肤衰老加速这一点,真是"是(男士)可忍,孰(淑女)不可忍"。女性最怕衰老,因此对阳光的防护手段也只有想不到没有买不到。但大家往往最关注的是脸,头皮和头发不太受重视。恰恰又是头皮,直接暴露在阳光下无遮

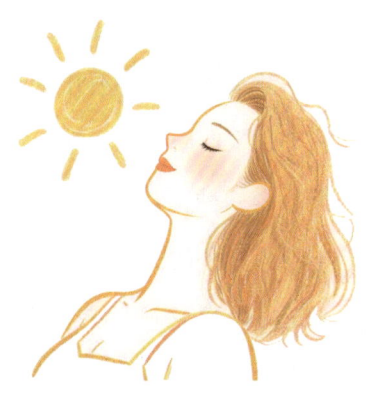

无挡,因此头皮和毛囊衰老的步伐就会更快,头发则由于水分流失过多,更加容易干燥。

(二)洗护不当

洗头发是日常最基本的护理,用到的产品包括洗发水、护发素、发膜等都是化学合成的科技与狠活儿,其本质是清洁保护,但成分不合适或使用方法不恰当,便会成为刺激毛发的不良来源,长此以往,还会造成头皮敏感,影响毛发健康。

（三）激素变化

人体是一部精密的机器，激素作为调度中心的动力来源不能犯错，但协调部门的反馈经常让指令出现错误，例如女性的经期、孕期或更年期这些特殊阶段，激素水平会发生翻天覆地的变化，影响着包括毛发在内的很多器官和微循环。此外，身体的营养状况也会推波助澜，当你通过严格的节食来减重，体质量可能如期下降，但面色暗沉无光、头发焦黄干枯、大量脱发等问题亦如约而至，如影随形，就看你更看重哪一方面。

三、科学养发

毛发健康生长，离不开充足的营养供应。对毛发健康友好的因素包括维生素 D、蛋白质、钙质等。尤其是维生素 D，这里需要特别强调一下。维生素 D 是一种重要的营养成分，大家都知道，它可以帮助骨骼更加强韧，是中老年人常备的保健类营养素。其实，维生素 D 对毛发健康也有重要作用。缺乏维生素 D 很可能会导致毛发干燥、枯黄甚至分叉，因此科学补充非常重要。此外，我们也需注意体内的激素平衡。上文提到的女性特殊时

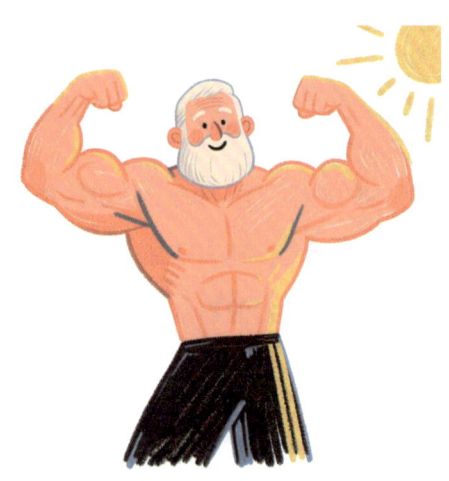

期,应尤其关注毛发健康。若在此时期出现毛发干枯分叉,应考虑激素的影响,严重者建议就医调理。

在日常生活中,良好的护理习惯可以有效改善毛发的干枯和分叉。最基本的要做到保持头发的清洁和滋润,避免使用刺激性强的化学产品。此外,定期修剪头发,避免过度梳头,保持良好的生活习惯,不要过度劳累,缓解压力和焦虑,维持情绪稳定,都是毛发健康道路上的必要环节。

毛发健康说起来容易做起来难,涉及遗传、环境、营养、激素、作息、饮食、情绪等方方面面。维护毛发健康也需要综合考虑,未来的科技一定会助力更有效的方法,让毛发更健康、更强健。

"黄毛丫头"

身为龙的传人，中国人的皮肤总体偏黄，而毛发却乌黑发亮。但大家可能会发现一个有趣的现象，很多人小时候的头发总是黄黄、软软、塌塌的，尤其是女孩子，甚至被昵称为"黄毛丫头"。其实道理很简单。头发颜色是由毛囊中的黑色素（尤其是真黑色素和褐黑色素）的含量和比例决定的。真黑色素赋予头发黑色或棕色的原始底色，而褐黑色素却能让头发显现非主流的红色或黄色。孩童阶段，毛囊中真黑色素含量不足，导致非主流成了主流，颜色自然就会偏黄。随着年龄增长，真黑色素的含量也逐渐增多至正常水平，"黄毛丫头"的黄毛变黑发。但总有些人的发色一如既往，改不过来，原因可能比你想的更复杂。

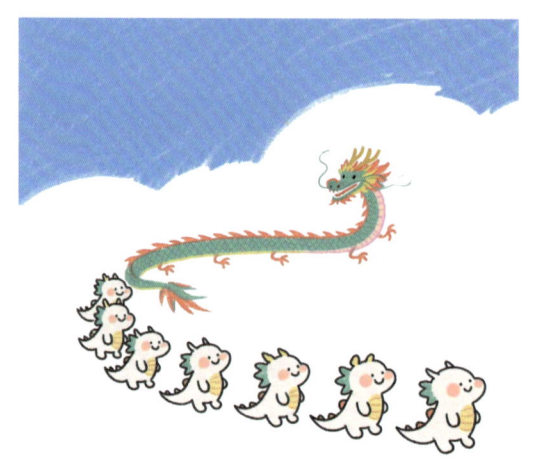

俗话说龙生九子都不同，更别提大千世界的芸芸众生。毛囊中色素的含量和比例归根结底听从基因的安排，遗传代码让每个人的头发颜色天生有差别。作为同一人种，差别不至于太过明显，毕竟一笔写不出两个黑。时间的齿轮一直在转动，毛囊中的黑色素也像打印机中的墨水，终有耗尽的一天，头发的颜色也会因此而由浅变深，再由深变浅，直至灯油耗尽回到原点。

一、原因

（一）营养缺乏和化学损伤

头发的营养直接影响角蛋白的合成，如果饮食中缺少足够的蛋白质，头发的生长过程受到影响，可能会变脆、变黄，甚至掉落。一些微量元素也是健康头发的刚需，诸如铁、锌、铜等，其质和量的缺乏都会导致黑色素的合成障碍，维生素 B_{12}、维生素 D 和维生素 E 的缺乏则会直接影响头发的颜色，令其变浅或变黄。如果说营养状况只会在一定范围内影响头发颜色，化学性损伤则算得上是直接暴击了。日常生活中难免折腾头发，烫、染、漂"三部曲"会通过化学成分，暴力破坏头发的天然色素。你觉得流行的"奶奶灰"很个性，但这张扬的个性背后是用头发的健康作为交换代价，头发在反复频繁的折腾下，必将彻底变质成为"奶奶灰"。

（二）环境因素

环境中的紫外线对头发的影响最大，长期暴露在阳光下的头发会因为黑色素被破坏而"褪色"，变得更浅、更黄，这种伤害是不可逆的，除非毛囊内部的黑色素能逃过一劫，以新发代替旧发；否则，新生发的颜色也将就此改变。此外，空气中的污染物、硬水或含氯的水也会对头发有损伤，虽然不是一次就能实现，但招架不住日常生活中的日复日、年复年，头发逐渐失去光泽。

（三）生活习惯

个人健康状况和不良的生活习惯也是头发颜色和发质不良变化的催化剂，甲状腺功能异常、缺铁性贫血、慢性肝病或肾病，都会影响头发的健康。人体本身就是一个整体系统，哪儿出问题，其他都脱不了干系。雪崩之后，每一朵雪花都难辞其责。现代社会充斥着焦虑情绪，压力过大、熬夜等影响黑色素的合成与代谢，让面色和头发失去光泽。对于男性，尤其要注意长期吸烟的问题，烟盒上"吸烟有害健康"不是广告或玩笑，百害之一就是让头皮和毛囊的血液循环受阻，头发营养不良，自然变得枯槁发黄。

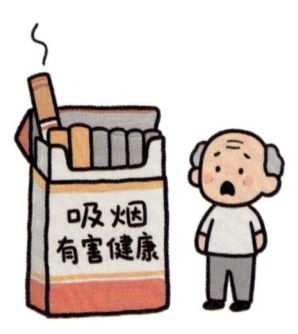

二、处理对策

除非你喜欢有辨识度但没那么健康的头发，那么乌黑、亮丽、柔顺就是健康头发的标签，也是大部分人的追求。其实说简单也真不难，无非对照以上诸多影响因素，各个击破。基因、年龄等无法改变，环境也非能凭一己之力改变，或者为了头发寻找更适宜的归宿而颠沛流离，现实点儿还是要从自身入手，养成好习惯，摒弃坏习惯。均衡饮食，增加蛋白质、维生素和微量元素的摄入，尤其是多吃一些富含铁、锌、铜元素的食物，如瘦肉、鱼类、坚果和绿叶蔬菜等。适度防晒，避免在阳光下长时间暴晒，戴一顶自己喜欢的帽子，既能保护头发、头皮，还能凹造型。如果已经有头发干枯、发黄的倾向，建议选择有滋养修复功效的洗护发产品。减少头发烫、染、漂的频次，在医生眼中，头发健康远比个性更重要。

有人觉得吃啥补啥，想要头发更黑，那就多吃点儿黑色食物，比如黑芝麻、黑木耳、黑豆、黑枸杞，只要跟"黑"沾边儿，那头发就能变黑。对此，想送你两个"嘿嘿"，是你把黑色素想得太聪明，会自己做选择。其实食物中的色素进入体内会被消化分解重吸收，根本不可能自动沉积到头发里。你吃下去的"黑"，更多的是自己的一份期许和自欺欺人罢了。目前还没有让头发颜色有效转黑的食物或药物，提醒大家别白白去交"智商税"。单纯的头发颜色偏浅，真没必要草木皆兵，黄也有黄的美。

如果头发发黄的问题持续或伴随其他不适，尤其是家族中只有你这样，还是建议你有空去医院排除一下系统性问题，图个安心，万一真查出什么问题，应该庆幸自己提前发现，提早治疗。

5

汗毛过重

医院的脱毛仪每到临近夏天都会很忙碌，需求更是多到五花八门，腿毛、腋毛最普通，手臂和唇毛也正常，有些要求更高的会选择脱大腿根部的毛，就为了穿比基尼好看，或者脱发际线的小绒毛，让自己看起来更聪明些，甚至还有些精致男生来脱胡须，统统安排。

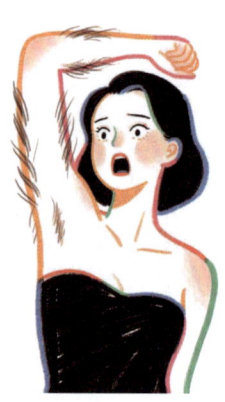

体毛问题的背后，隐藏着社会问题。我们的祖先曾以多毛为美，随着人类的进化，不但毛量逐渐减少，分布状态也逐渐适合现代社会的审美，无从考证到底是因为有些部位不长毛了，才让祖先发明了衣服遮体，还是因为多了这些遮盖，才令毛觉得多余而渐渐隐退。从众心理决定了在大多数人不长毛的地方，唯独你长了毛，甚至过多、过重，就是不美的，就该纠正。从最初原始的中草药、盐水，到比较简单、粗暴的物理方法，比如

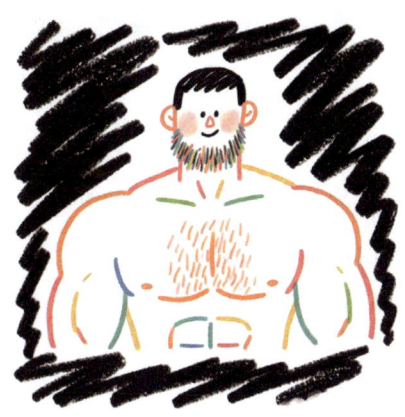

直接徒手一根根拔掉，或者用蜜蜡"哗啦啦"撕扯掉一片，抑或是现在用电动剃毛器轻松剃除，都可以达到除毛的效果，但是无一例外，均不能阻止其继续长，生生不息，甚至感觉越剃长得越快。到底该如何拯救？

一、生理性表现

毛发生长主要受激素影响和调节，包括雄激素、甲状腺激素、雌激素等，其中雄激素排老大。通过与毛囊细胞中的雄激素受体结合，刺激毛囊发育，将毳毛（细软的毛发）转变为终毛（粗硬的毛发），让体毛雄起，变得更黑、更浓密。因此，任何可导致雄激素水平波动的因素都会影响体毛量。

幼儿体内的雄激素水平非常低，进入青春期发育阶段，其激素水平骤然升高，雄激素分泌明显增加导致体毛萌发，这也是第二性征的表现之一。在此作用下，女孩也会长出比较浓密的腋毛，四肢汗毛明显，而且这些部位的毛发非常专一，长出来就会一直相伴到老。正常生理状态下，男性的体毛普遍比女性多，好不好看取决于个人喜好，绝大多数女孩不喜欢自己的体毛多，其实有些男孩也一样，有人就不喜欢络腮胡，有人对浓密的胸毛心生厌恶，以上都因人而异。另外，肥胖、妊娠等伴随的雄激素和雌激素水平升高，也会让我们后天长出过多体毛，尤其是面部、胸部等部位。最后不得不再次强调一下重要的基因，如果你的爸爸妈妈多毛，就别幻想自己的皮肤会像剥了壳的鸡蛋。相较于地中海和中东地区人种，我们亚洲人通常体毛不算浓重，应该感到庆幸。

二、病理性表现

毛发的异常增多除了有生理性原因，更重要的是排除系统性疾病或药物等伴随的病理性多毛。

多囊卵巢综合征是一种常见的内分泌疾病，由于女性体内雄激素水平过高，引起月经不规律、卵巢内有多个囊肿，以及体毛增多等症状。这种病理状态下的多毛表现为上唇、下巴、胸部或腹部等部位出现男性化的毛发。如果身为女性，最近突然出现体质量增加，月经不正常，体毛浓密，一定要先去医院妇科挂号，接受激素水平检测和超声检查，重点排查。

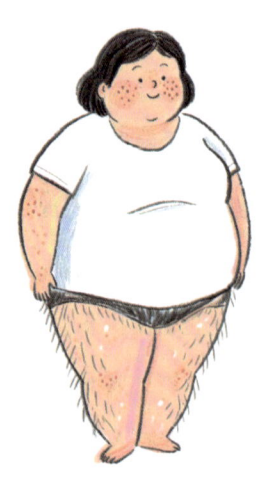

性激素类药物可以引起人为的激素水平升高，进而出现多毛。此外，糖皮质激素类药物无论是口服还是局部外用，只要时间足够长，累积量足够大，都会导致体毛过度生长的问题。停药后，大部分症状会逐渐改善，但滥用强效激素药膏即使停用，也未必能恢复如常，还有可能出现局部皮肤萎缩、毛囊炎等其他问题。因此，提醒大家千万别滥用药，哪怕是外用药或来路不明的产品。

如果说激素滥用是外源地补充而导致体内激素水平过高，那原发性肾上腺皮质增生症或肾上腺肿瘤，就会直接造成内源性雄激素过度分泌，多毛症（hirsutism）在所难免，这种情况必须首先搞定原发疾病。甲状腺素虽然在调节毛囊方面只能位居老二，但"老虎不在家，猴子称大王"。甲状腺功能异常，尤其是甲状腺功能亢进时，就会因老二工作能力太强而导致体毛过多，不得不防。高血糖或糖尿病患者伴随的内分泌失调，也可能导致体毛增多，这种情况在女性中更多见。

还有些人的多毛就是天生的，先天性遗传多毛症（hypertrichosis）虽然罕见，发病率仅为十亿分之一，但注定他们出生即拥有祖先般浓密的毛发，覆盖全身，包括面部，也就是人们常说的"毛孩儿"。对于特殊群体，我们不应该歧视，其实他们除了毛多，身体健康，并没有其他异常。

三、处理原则

以上是多毛的常见原因，其实大部分都只是涉及外观的问题，而非性命攸关，尤其对生理性多毛，只需要对症处理就好，甚至不需要特殊处理，但对于病理性脱毛，仍建议认真排查原因，积极改善。除了治疗原发疾病，对症处理的主流方法就是激光脱毛，通过选择性光热作用周期性破坏生长期毛囊的结构。技术成熟，效果也赞，每做一次，你都会惊喜地发现毛量骤减。为了追求完美，建议坚持重复治疗，以期将所有毛囊都顾及，彻底告别多毛。

不想做"猕猴桃"，请就近预约正规医院皮肤科，还你光洁皮肤。

6

眉毛稀疏

眉毛是面部美学的重要特征之一，眉毛的长度、颜色、形状，以及密度等对容貌和气质的影响太大了。金庸先生笔下的人物令狐冲是"剑眉高挑，目光如电"，段誉是"眉如远山含翠，清秀如画"，黄蓉是"弯如柳叶，带着一丝俏皮"，灭绝师太则是"两条眉毛斜斜下垂，一副面相便显得甚为诡异"，可谓一双眉毛透露性格。几乎所有的美颜软件都提供了至少几十种眉型选择，每换一种，都让你拥有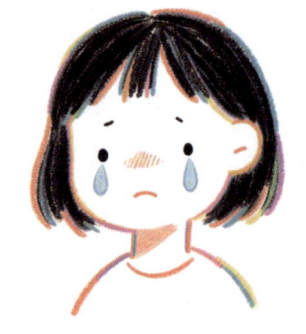一张不一样的脸。

不管眉毛好不好看，前提是，得先有才行。可就会有人天生眉毛稀疏，或不明原因地眉毛逐渐变少、变秃，每天要用眉笔"续命"，真是要命。

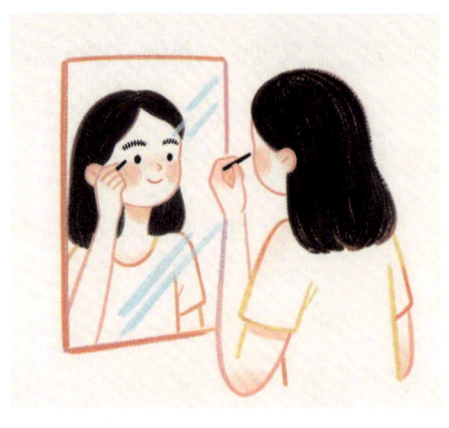

本节为你解读眉毛稀疏的原因以及如何破解。

一、原因

（一）遗传因素

遗传就是一个筐，什么问题都能往里装。无论多么不愿意承认，基因代码在人们出生时就已经写好，且很难更改，自然包括眉毛的发展趋势"天花板"。家族成员普遍眉毛不浓密，你大概率也会继承这一显性基因特征。凡事要往好的方面去想，对于眉毛稀疏，最大的好处就是可以随心变换眉型，想要什么样就画什么样，实现眉型自由。

（二）激素水平异常

眉毛的根源也是毛囊，同样受体内激素水平的调节。只是对于眉毛，甲状腺的影响更大些，甲状腺功能异常，无论减退还是亢进，都会导致眉毛稀疏，眉尾处更明显，眉毛会逐渐呈现彗星的形态，就是像个"扫把星"，没人会觉得好看，而且让你每天的工作不得不再增加用眉笔补齐这一项。

（三）营养缺乏

毛发的生长需要营养，蛋白质、铁、锌、B族维生素等营养素，一个都不能少。眉毛虽不多，但道理通用。长期饮食不均衡导致营养素缺乏，影响全身的毛发，眉毛也无法独善其身，逐渐稀疏是必然结局。

（四）疾病性因素

很多皮肤病的好发部位在面部，尤其是"T区"，会累及眉毛。脂溢性皮炎、毛囊炎、银屑病等由于毛囊周围的炎症，造成眉毛脱落或生长缓慢，严重时可能导致永久性脱毛。斑秃最常见的受累部位是头发，严重的全秃甚至普秃也会造成眉毛脱落或缺失。

（五）人为因素

如果以上是无法避免的客观因素（"天灾"），那频繁拔眉毛、纹眉失败或其他美容手段对眉毛的直接损伤，就纯属人为因素（"人祸"）了。别小看这些你经常做的小事儿，再小的伤害也架不住日复日、年复年。频繁的损伤会导致毛囊严重受损，毛囊也是有脾气的，发起火来连自己都害怕，最终结局就是永久性的眉毛稀疏。人体的健康要求身心合一，长期处于高压状态，体内的应激激素水平上升，影响到毛囊就会导致眉毛稀疏甚至脱落，当然，头发也许更是重灾区。

眉毛稀疏的原因或诱因多样且复杂，也许在一个人身上，还不止一个，但殊途同归。关键是除了积极避免和纠正诱因，该怎样治疗，才能让眉毛恢复浓密或者变得更浓密。

二、处理对策

在民间各种生眉大法中，最有辨识度的应该是涂抹生姜这个"公认"的生发高招了。此外，蓖麻油、维生素E胶囊等也被广为流传。但传归传、试归试，到底有没有用还真无定论，因为迄今仍无确凿的循证学证据支持其有效性。

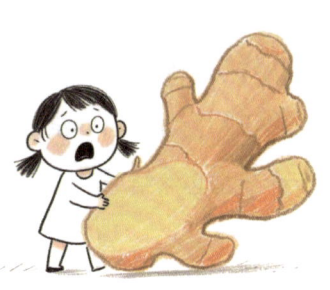

（一）外用药物

还是转场至科学的正途。脱发治疗首选外用药——米诺地尔是可以用于眉毛区域的，因为头发和眉毛虽然有长度差异，但毛囊的结构和功能一致，只是在眉毛区域使用时要更谨慎。其一，因位置距离眼睛太近，药物一旦不慎进入眼睛会引发严重的问题。其二，眉毛与头发还是有区别的，头发企盼的是多多益善，而眉毛讲究形神，增一根则粗，少一根则细。轮廓范围及浓密程度对美观度至关重要，因此在涂抹的时候要极为小心，严格控制范围，这样看来生发泡沫剂也许更安全些，至少不至于到处流造成客观的超范围生毛。另外，使用时长也需要控制好度，见好就收，无限度用下去，搞不好会让你看起来像"长眉大侠"。

（二）眉毛移植

药物一般都会有效，但有些特殊情况造成药物无效或者疗效不满意的也有补救措施，不缺毛发部位的毛囊可以被移植到眉毛区域，"拆东墙补西墙"的原则非常适用于眉毛移植，关键在于"西墙"不需要补太多，"东墙"的选择范围也很广。

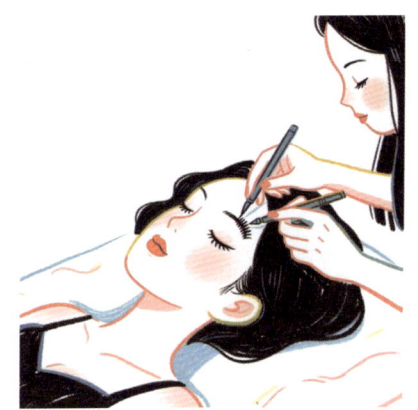

（三）美容化妆

如果你接受不了手术，还很懒，可以选择靠谱的机构做纹眉。别追求一劳永逸，建议选择半永久的，让自己有改选和试错的机会。如果你对妆造要求比较高，希望造型百变，那就得勤快点儿，按需画眉妆。优点显而易见，自在、随心，缺点就是得早起花时间，以上均看个人选择。

（四）对因治疗

最后要强调对因治疗的重要性。还是那句话，基因无法改变，但疾病可以治疗，情绪可以调整。积极治疗原发疾病，如甲状腺功能异常、脂溢性皮炎、银屑病、斑秃等，对于专科医生都不是难事，关键是找到确切的病因。

最后还是要表个态度：审美没有统一标准，现代社会对外貌的接纳越来越多元化，眉毛的浓密与否并不影响一个人的内在价值，与其过分纠结，不如学会接纳自我，保持自己独特的风格。

7

少年白发

白发和皱纹，是衰老的重要标志，随年龄增长逐渐明显，大势所趋一般人都逃不掉。但自从有了科技加持，皱纹可以被完美隐形，不再是判断年龄的靠谱标准。白发也如此，年老的长了白头发可以染，有些人年纪轻轻也会长白头发，真真假假，难以辨别。

头发的颜色来源于毛囊内的黑素细胞，这些细胞源源不断地产生黑色素，让头发持续保持乌黑。伴随衰老的进程，黑素细胞也走向年迈，活力自然不如从前，黑色素的产能降低，不再能满足维持头发颜色的需求，发色就会逐渐由灰白到彻底变白。最初也许只是个别黑素细胞偷偷地"罢工"，情绪的快速传播告诉越来越多的细胞可以"停工"，况且"停工"的重要原因是由于原料供应有限，于是，白发逐渐增多。这也是大家能普遍接受的自然法则。

青少年时期的黑素细胞也正值壮年，一身的干劲儿，况且原料也充足，没理由停工、停产，为什么头发会白？原因还得从源头找起。

一、原因

（一）遗传因素

追本溯源，再一次扯上遗传，因为基因背景确实是某些人年少白发的最主要原因。科学研究数据证实，父母但凡有一方少年白发，其孩子就有更高概率沿袭家族血脉，早早白了头。这是由于特定基因的突变给毛囊内的黑素细胞按下了暂停键，剥夺了继续工作的权利。目前已知，微细胞母系转录因子（MITF）的突变可能就是影响黑素细胞的"罪魁祸首"。此外，酪氨酸酶（TYR）的突变更狡猾，会绕过黑素细胞本身，"曲线卖国"地影响黑色素的生成过程。

（二）精神紧张、焦虑

现代社会的竞争压力倍增，而且从娃娃抓起，内卷时代的孩子们面临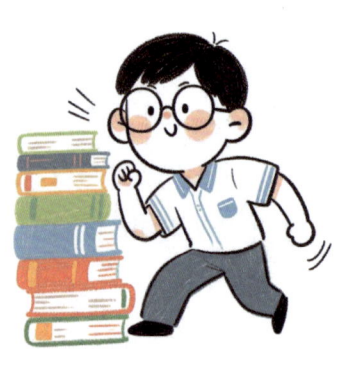着学习、考试等巨大的压力，长期的紧张和焦虑会通过影响内分泌系统，导致体内激素水平失衡，皮质醇分泌异常增加，自由基堆积。本应是朝气勃勃的方刚少年，体内的细胞却开着倍速奔向终点，其中也包括毛囊细胞。黑色素的生成过程受到干扰，头发也只能早早变白了。

（三）营养缺乏

头发在生长过程中长期缺乏 B 族维生素、铁、铜和蛋白质等必需的营养成分，就会发生原料断供危机，黑色素无法按需生成，导致白发过早生成。但这种情况只占少数，除非是比较极端的长期偏食或节食，或者本身有消化系统的基础问题，否则很难作为单一因素导致少年时期的白发现象。

（四）疾病性因素

皮肤内部色素脱失性疾病也会出现所辖范围内的毛发变白。白癜风是由于黑素细胞被免疫细胞攻击而枯竭，不再有能力产生黑色素，因此，所累及的皮肤包括毛囊就会呈一片瓷白色。发生在头皮，则头皮和头发都会变白。但单纯性少年白发的头皮是正常颜色，可以此作为区别。此外，甲状腺功能紊乱、贫血等系统性疾病多少都会影响黑色素的生成，至于头发白不白、白多少则要看运气了。有些青少年患有斑秃，经过积极治疗后头发恢复生长，可能会因为原料暂时性供应不足而导致新生发的颜色在最初阶段呈现白色。这时候也是告诉我们，治疗不能停，持续治疗有益于头发颜色的恢复。

二、处理对策

年纪轻轻就顶着一头白发，会显得特别老成。能否逆转重新长出正常的黑发却是个难解之题，尤其是有遗传背景的少年，处理更是难于上青天。与其折腾，浪费时间、浪费钱，倒不如坦然接受现实。黑发中夹杂着斑驳白发，不明真相的群众或许以为你做了挑染造型，彰显个性。如果确实是因为后天一些明确的诱因导致年纪轻轻就长白头发，那还是要重视，积极采取有效措施，尽量减缓白发的发展速度，改善发色。

解决问题要找源头，抓重点，寻病因。青少年的黑素细胞活性本身还是旺盛的，当你给予毛囊及黑素细胞足够的营养时，可以调节激素失衡，去除自由基的不良影响，部分损伤程度较轻的黑素细胞有可能恢复活性，头发白转黑自然也指日可待。针对疾病本身直接导致的白发，就更容易找到目标了，白癜风、斑秃等与自身免疫相关的疾病，绝大部分还是有科学的方案改善病情，让黑素细胞复活，皮肤毛发复色。请在专业医生的

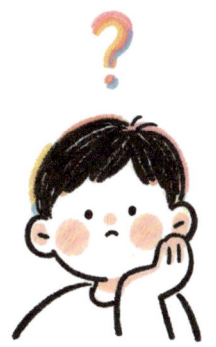

指导下科学治疗，无论是药物、激光，还是创新疗法，都要讲科学，疗效和安全性并重。切勿病急乱投医，寄希望于偏方、秘籍或旁门左道。

愿小小少年，没有烦恼，包括少年白发。

8

头发油腻味

明明早上刚洗过头，下午头发就结成一缕缕的"条形码"，地铁上的邻座悄悄挪开的距离比太平洋还宽；与"crush[①]"约会的甜蜜时分，对方盯着你头顶泛起的油光欲言又止，仿佛在观摩一锅即将沸腾的火锅汤底，简直就是大型头顶"社死"现场。

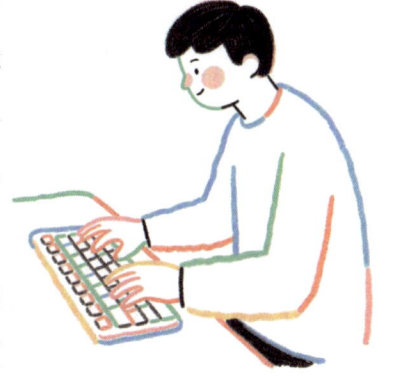

28岁的程序员小林每天要经历3次"油头循环"：晨会时项目经理对着他的头顶皱眉，午休后工位飘着若有似无的头油味，晚上加班时飞速敲打的键盘会被头油滋润得异常光泽。更让他崩溃的是，暗恋半年的前台姑娘在接过文件时，不动声色地把椅子往后滑了半米。这种"头皮出油综合征"正在城市中逐渐蔓延。来自国内皮肤科门诊数据显示，25~35岁人群因头皮问题就诊量近3年增长了170%，其中73%伴有头发异味的困扰。

一、病因和表现

如果将头皮比拟为一座微型油田，皮脂腺就如同24 h不停歇运作的采

[①] crush：网络用语，对好感之人的称呼，表示对某人产生了一种强烈的、难以抑制的喜爱之情，类似于"有好感""一见钟情"。

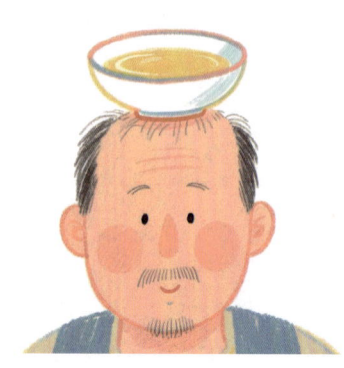

油机,当雄激素这个监工过于严苛时,采油量就会失控飙升。熬夜、压力、高糖饮食如同三昧真火,让产油量突破天际。偏偏马拉色菌又是个"捣蛋鬼",不给油就歇菜的它们偏爱油脂大餐。遇到大油田简直就是"老鼠掉进米缸里",幸福来得太突然。成群结队的马拉色菌进驻毛囊深部"轰趴①",酸臭的代谢废物诱发头皮发红、发痒。科学研究发现,油腻头皮的马拉色菌浓度是正常头皮的5~8倍,这些微生物分解皮脂产生的短链脂肪酸,正是"人间油物"气味的元凶。

更令人焦虑的是,社交媒体带来放大效应。某美妆博主用吸油面纸在油腻头发上按压的短视频轻松获赞超百万,评论区也瞬间变成了大型诉苦现场,"3天没洗头的男友的枕头像被泼了地沟油""开会时领导总让我坐通风口"。头皮油腻有味道,成为比"脱单②"更难解的当代难题。

二、处理对策

(一)科学洗护

你以为只要洗头就够了?洗发、护发误区更会让伤口撒满盐:洗头绝不是越多越好,过度清洁只会破坏头皮屏障,让仅存的"防御线"更加脆弱,用热水烫开毛孔貌似很解痒、很舒服,但短暂的舒服过后是无尽的反噬。护发素号称可以护理头皮、柔顺头发,但如果直接抹在头皮上,相当于给

---

① 轰趴:"Home Party"的中文发音,这里比喻细菌狂欢聚会。
② 脱单:网络用语,脱离单身的意思。

细菌铺好温床,并投喂"满汉全席"。来自实验室的对比测试显示,错误的洗护方式会让头皮出油速度加快40%。你看似的努力全都沦为无用功。

如何自我救赎,让头发重获呼吸自由?本节教你科学洗发"三部曲"。只需记住简单的"三温"原则:温水、温和的洗护产品,以及温柔的按摩。洗头的水温请控制在38℃,即那种比体表温度稍高,手感不烫甚至微凉的程度。尽管头发油腻,希望快速去油,但建议洗护发产品不要选择过于强效的,一次次的狂风暴雨过后只会留下狼藉。聪明人选成分,例如含有吡啶硫酮锌、二硫化硒等成分的洗发水可有效去油且安全,每周2~3次,改善后可以不定期地按需使用,方能将"油脂大盗"马拉色菌"封印"。至于按摩,不仅能帮助清洁,还可以缓解瘙痒,但请选择指腹轻柔地操作。

(二)合理饮食

饮食对皮脂腺的调控可谓很直接,油皮宝宝们请自动将下午的珍珠奶茶换成酸奶+蓝莓,夜宵的炸鸡换成南瓜籽+猕猴桃。B族维生素成员是皮脂腺的"镇静剂",锌元素则是天然的"控油开关"。科学数据证实,坚持地中海饮食8周,头皮出油量下降27%。如此管住嘴也没亏待味蕾,

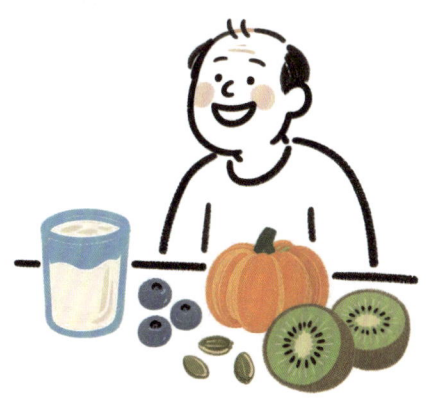

是不是很简单易行？

（三）卫生习惯

油头每晚与枕头亲密接触，枕套每周更换不过分吧，热水清洗更有利于溶脂杀菌，洗后记得放在太阳底下晒透，享受大自然的紫外线消毒。头发洗后也记得及时吹干，只是吹风机吹出的风温度别太高，毕竟前面我们关注发质问题时已经灌输太多吹风小技巧。出油速度实在太快的，请记得随身携带专用头皮喷雾，以备不时之需，关键时刻拯救社交危机。

（四）医学干预

如果以上都尽力坚持，效果却仍不满意，也别自己熬着，专业的皮肤科医生是你的"救命稻草"。皮肤镜检测能清晰地看清毛囊口的"井喷"状况，还能顺便判断对头发的影响，毕竟头油遇上脱发简直就是天灾人祸大撞车。真菌镜检＋培养可以揪出到底哪个菌群在"捣乱"。还有很多医学手段能立竿见影地帮你控油，比如低能量激光照射、微针、肉毒素注射等，关键是选对适合自己的方案。

保卫头皮健康是一场持久战，打理花园尚且需要定期除草、施肥、杀害虫，对抗自己的"大油田"更得有耐心、讲科学，勤能补拙，努力终有回报。当某天突然发现，开会时同事开始主动坐在你身边，你的发梢随微风轻扬，那便是头发重获新生的最好证明。

9

逆转白发

"白发三千丈,缘愁似个长。不知明镜里,何处得秋霜。"当你对着镜子拔下第一根白头发时,是否会感叹岁月的流逝,企盼时光倒流,青丝重现呢?殊不知这个美好的愿望还未等实现,已被商家包装成"返老还童"的灵丹妙药加以变现。到底有没有神奇的方法能让头发"返老还童"?

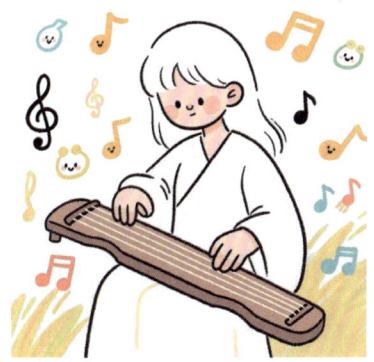

回顾历史,祖先从未停歇对黑发的执念。埃及艳后为了保持她的黑长直发,曾用鳄鱼粪和蜂蜜调制生发膏,中世纪欧洲贵族迷信黑猫骨灰能让白发转黑。这些现在看来荒诞的偏方,书写了人类对抗衰老的不懈努力。

现代社会的白发焦虑有过之而无不及。某电商平台数据显示,"白发转黑"相关产品的年搜索量突破2亿人次,其中"90后"占比高达47%。社交媒体上,各类"30天还你黑发"的营销视频点赞量动辄过万。各种号称"白转黑"的精华液、洗发水更是营业额轻松破千万元。这些产

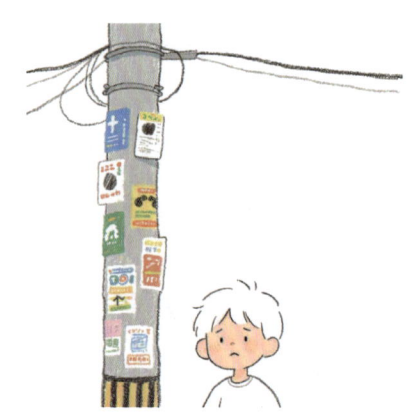

品真的有效吗？先把疗效放在一边，就说安全性，国内某三级甲等医院皮肤科统计数据显示，2022年因使用"白发转黑"相关产品导致接触性皮炎的患者同比增长230%，其中15%出现永久性毛囊损伤。这真是"赔了夫人又折兵"！

一、白发的发生机制

头发变白是一场无法控制的"细胞凋亡"悲剧。毛囊中的黑素细胞就像勤劳的"油漆工"，不断为新生头发"上色"。随着年龄增长，其劳动力逐渐丧失，从最初的产量下降，到最终停止生产黑色素，头发也由黑逐渐转为花白，至最终变白。黑素细胞活性最大的影响因素就是自然年龄，美国哈佛大学的研究发现，40岁后，黑素细胞活性每年下降8%~12%。

自然规律面前，人人平等，但白发的速度却有很大的个体差异，究竟还有什么因素参与操控呢？美国哥伦比亚大学的科学家们发现，重大压力性事件的发生能让头发变白风险提升3倍。压力导致的激素失衡会攻击毛囊中的黑色素干细胞，就像风和日丽的春天一切都朝着美好的方向发展，而一场突如其来的暴风雪裹挟着冰雹瞬间将花蕾打落，还如何谈春花绽放？

很多健康问题都逃不掉遗传的魔咒，头发的颜色不但色系听基因的话，什么时候掉、什么时候白，也被安排得明明白白。《自然》(*Nature*)杂志曾发表文章，研究发现 IRF4 基因变异会使白发的风险提升 40%。如果，你的父母早生华发，那么你"继承"这一特征的概率非常大，也可能早早就白了头。

二、科学应对

（一）确立正确观念

来轻松一下，聊一聊那些年我们信过的偏方。

何首乌是长久以来被奉为"黑发圣品"的中药材，一提到它，必然将其与乌发、长头发联系起来。但近年来，它却频频登上药品不良反应的黑名单，且排名十分靠前。统计数据显示，因服用何首乌导致药物性肝损伤的病例数年增长 65%。国家药品监督管理局也下发"黄牌"：何首乌及其制剂可能会诱发药物性肝损伤。

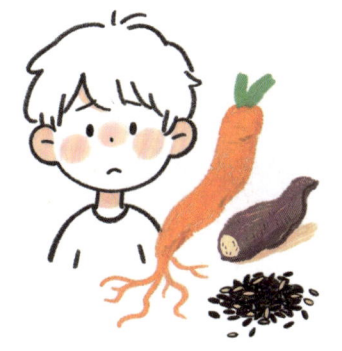

都说吃什么补什么，所以长了白头发不敢吃银耳，甚至对馒头都避之不及，却对所有跟黑沾边儿的食品情有独钟，尤其是黑芝麻，又黑又有营养。你可能不知道，以头发钟情的铜元素为例，每 100 g 黑芝麻中仅含 0.8 mg 铜元素，远远低于每天推荐摄入量，除非你论斤吃。更何况食物中的色素根本不像你想象一样直接到达毛囊给白发注入颜色。吃黑芝麻让白发转黑，真的只是做梦而已。

（二）注意膳食补充

何首乌也好，黑芝麻也罢，适量摄入还是对身体健康有益的，但你若想通过洗头发就让白发转黑就是痴人说梦了。很多网红洗发水抓住大家这种急迫心理，号称"简单一洗，白发就转黑"。你想的是反正也不贵，万一有效呢。商家想的是反正也没事，赚一波就走。其实这些产品里含有的成分不但货不对版，对发色改善没有任何帮助，还经常被检测出含有对苯二胺等违禁成分，容易致敏不说，长期使用甚至还有致癌风险。送大家一句掏心窝子的忠告：所有宣称"一洗就黑"的产品都是"智商税"，破财事小，要命事大。

（三）借助科技手段

看到这里，是不是会有点儿丧气，难道白发真的无解，就这样认命了吗？其实你急，科学家们更急，一直都在快马加鞭地探索可能的突破方向。或许在不远的未来，干细胞技术会助人们一臂之力。美国哈佛大学干细胞研究所发现，激活小鼠毛囊中的 MITF 蛋白，白毛真的重新变黑了。这项发表在《自然》（Nature）杂志上的研究数据，非常有说服力，是不是找回点儿信心了呢？日本科学家从压力角度切入的研究发现，抑制交感神经活性可以保护黑色素干细胞。同样在小鼠实验中，75% 的白毛小鼠在使用特定药物后恢复了部分黑色毛发。更令人振奋的是，美国哥伦比亚大学研究团队开发出一种新型纳米颗粒，能够靶向输送黑色素前体物质到毛囊，这相当于让失去活性的细胞回血重生。只是这些研究还处于鼠辈阶段，距离让人类的白发转黑还有一段路要走。

其实在人们想尽办法希望黑发战胜白发的过程中，也应该换个思路，学会接纳，尝试接纳。谁说白头发就代表衰老、不好看？秦怡和乔治·克鲁尼（Clooey）都满头银发，优雅、成熟的气质不是想学就能学得来的。与其追求不切实际的"返老还童"，不如关注头皮和毛发健康，让每一根头发都充满活力，而无惧是黑是白。

第七章　毛儿的日常护理

1

洗护的正确方式

日常生活中，洗头发是再简单不过的事儿了，清洁而已。但就是这你不以为然的小事儿，如果换个视角看，可能会颠覆你的认知。热水烫洗，指甲搓挠，吹风机近距离高温快干，扎起高高的马尾辫儿，甚至每天的必修课——认真梳头100下，都是对头发和毛囊的"暴力作用"，上演头顶的"生死时速"。

一、洗发频率

到底该几天洗一次头？每天洗头可以吗？其实对于洗发频率，没有次数的标准答案，完全不必执念。代谢旺盛的年轻人，总觉得头皮油腻，每天必洗，运动后或夏天出汗多，还会额外再加，恨不得一有头屑就站在花洒下。这样过度频繁的清洗很容易造成头皮屏障严重受损，头皮脆弱不堪。毛囊作为附属器也必然会受牵连而大量掉头发。你想的是清洁能去头屑，而研究证实，频繁过度清洁会导致头皮pH值升高，马拉色菌过度繁殖，它可是让头屑增多的首号敌人。这就是你越洗头屑越多背后的实情。

二、水温控制

水温的奥秘藏在皮肤感受器里。42℃以上的热水确实能溶解过多皮脂，让你洗发后倍感清爽，可实验室数据显示，这个温度下的角质层细胞间隙会扩大3倍，严重削弱了头皮坚韧的屏障。热水不行，冷水呢？一位美妆博主曾坚持使用冷水洗发3年，结果不但发质干枯如草，还得了顽固性偏头痛。理想的洗发水温建议为38~40℃，这个温度范围既能让毛孔适度舒张有利于清洁，又不至于损伤头发屏障，刚刚好。

三、洗护产品选择

超市货架上的洗发水琳琅满目，你选择的标准是什么？包装、价格、容量、还是品牌？其实瓶子后面的成分表很重要，要学会解读，尤其是排在前5位的成分，决定了这瓶洗发水的功效。硅油这个成分曾经很有争议，有推荐的，也有排斥的。任何成分都并非适合所有人，硅油对于油头可能是洪水猛兽，而对毛糙发质星人却是"救星"，且温和无刺激，只要洗后清洁彻底就不会对头皮造成负担。带"纯天然"标签的植物洗发水总会受到欢迎，字面背后的意思是零刺激，但真相可能是其中含有刺激性精油成分，所以别被文字游戏所迷惑。学会看洗发水的成分表是你对自己头发应有的尊重。有些噱头不必太在意，胶原蛋白洗发水根本是伪命题。相对分子质量超过500道尔顿的成分根本无法穿透头皮，把荧光标记的胶原蛋白

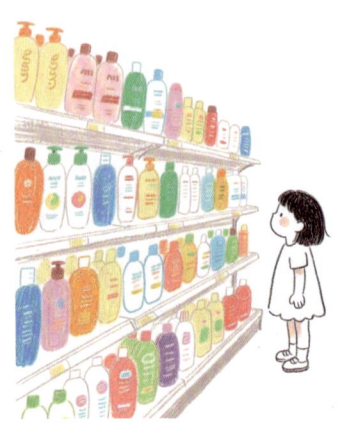

洗发水留在头皮 12 h,显微镜下显示连角质层都没渗透。没必要为这些炒作出来的概念买单。

四、清洗方法

大多数人洗头发很潦草,甚至有应付的嫌疑。基本流程就是把头发打湿,洗发水打出泡沫,揉搓后用清水冲掉残留泡沫。这没有大错,如果没有头皮问题可以参照以上简易版指南,但如果有头皮或毛发问题困扰,建议别忽略预洗环节,也就是前面的打湿步骤。用花洒从后脑勺朝前额方向冲洗,符合毛鳞片生长方向。有位造型师分享预洗秘诀:用梳子边冲边梳,能让水分均匀渗透,后续清洁效率提升 50%。起泡的物理过程比化学清洁更重要。实验室高速摄影显示,充分揉搓产生的泡沫能包裹 90% 以上的污垢。建议先在手心打出泡沫再上头,就像咖啡师打奶泡一样讲究。记住要用指腹画同心圆按摩,这种手法能促进血液循环又避免抓伤头皮。护发素也不是越多越好,用量应该控制在单次洗发水用量的 1/3。如果不考虑量地给头发"裹棉被",就会出现你不想看到的发根扁塌、毛囊堵塞。正确方法是避开头皮,从耳下位置开始涂抹,重点是发梢,停留时间也不要超过产品说明书建议的 1.5 倍,否则反而会破坏离子平衡。

五、洗后吹发技巧

洗后及时吹干有利于头发健康,吹风机也有正确打开方式。"三明治吹法"的重点在于先用毛巾吸水至头发不滴水,用热风吹至 70% 干,再切换冷风定型。有位美发教授做过实验:距离头发 15 cm、45°角轻轻摆动吹风,比直接"怼"着发根吹,能至少减少 30% 的热损伤。请相信科学,最后别忘了给发梢抹两滴护发油,就像给宝剑上油般充满仪式感。负离子吹风机不是魔法棒。日本消费者协会测试显示,200 元的普通吹风机和 2000 元的高端产品,在头发静电控制方面的差异不超过 8%。而所谓的"纳米水离子"功能其实就是普通水蒸气,还不如在卫生间充满蒸汽时吹头发来得实在。

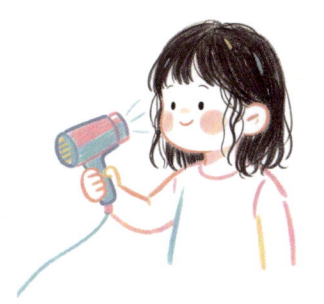

对于顽固反复发作的脂溢性皮炎或"大油皮",则需要定期"大扫除"。建议每 2~4 周使用含有酸类成分的专业头皮清洁膏。弱酸性环境能让毛鳞片自然闭合,大大提升头发的光泽度。操作时需要像考古学家清理文物般轻柔和小心翼翼。

严格科学的饮食管理比任何护发素都有用。连续 3 个月每天吃 2 勺奇亚籽的志愿者,头发直径平均增加 15%。有位营养师设计过这样的护发食谱:早餐,牛油果+鸡蛋;午餐,三文鱼+菠菜;晚餐,南瓜籽+蓝莓。3 个月后,发量肉眼可见变浓密。其实秘诀就在于补充足量的蛋白质和微量元素，你也可以轻松拥有浓密头发。

健康的头发源自科学养护，就像培育珍稀兰花，需要的是恰到好处的水分、营养和耐心。下次洗头时，不妨把这场日常仪式当作与头皮的对话，用指尖的温度传递关怀，毕竟这些默默生长的发丝，承载着我们最独特的生命印记。真正的护发之道，从来不在瓶瓶罐罐里，而存在于对生命规律的敬畏与遵循中。

美发产品使用诀窍

在这个为知识付费的年代,消费者都情不自禁地被流量牵着走,为偶像买单,用错误或不适合自己的方式宠爱头发。本节将揭开美发产品的科学面纱,顺便看看明星们的护发柜里到底藏着哪些值得借鉴的智慧。从明星梳妆台到你的浴室,这些事情是需要知道的。

一、那些年交过的"养发智商税"

"无硅油 = 健康"这种偷换概念的宣传语是不是也让你信以为真,忍痛告别挚爱的顺滑感?其实硅油本无罪,它就像给头发穿上的"隐形雨衣",不知什么时候居然成了众矢之的,在好好的护发过程中被大家主动屏蔽。日本临床毛发医学会曾声明,适度使用含硅油产品能使毛鳞片闭合度提升37%。真正要警惕的是某些标榜"天然"却添加过量植物精油的洗发水——它们才是让敏感头皮暴发脂溢性皮炎的"罪魁祸首",不要让硅油成为"替罪羊"。

某当红小花曾在综艺节目里展示用啤酒洗头,引发全网效仿。也不能说全错,但这种特殊的方法更适合舞台造型需求,因为酒精能瞬间增加头发的蓬松度,让发丝根根分明。素人的你若照单全收,作为日常,就要警惕你的头皮屏障问题了。一旦头皮的自我保护能力下降,各种各样的问题便会接踵而来。

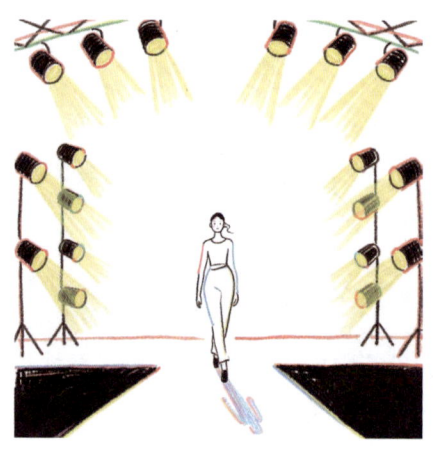

"以油养发"概念一度大火,某明星"洗头前先用护发素"的秘诀,其实是利用油脂类成分降低表面活性剂的刺激性。但你不知道的关键细节是,油脂类成分讲究分子量和停留时间,过大的分子或过长的头皮停留时间都会让毛孔堵塞,增加脂溢性皮炎的发生风险。概念和践行根本就是两码事。

二、成分表里的"摩斯密码"

当你翻看产品背面密密麻麻的成分表时先别慌,找到以下3个关键点,其他的都是浮云。

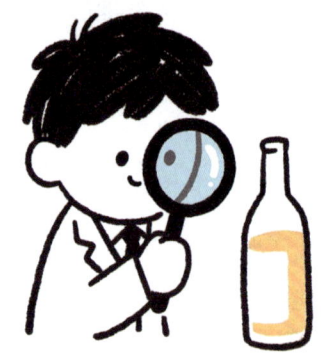

(1)成分前5位最重要,决定了产品的基调,例如含水杨酸或二硫化硒的洗发水更适合油性头皮。

(2)"***"符号是分界线,意味着排在之后的成分含量通常不足1%,仅仅为了刷一下存在感,你做选择时完全可以直接忽略。

（3）警惕"美丽陷阱"，香精等辅料会让产品的舒适度更好，但也存在风险，因为这类成分最容易致敏。如果你是敏感肌，更应升级警报。

三、明星梳妆台的生存智慧

很多明星都有自己的美容护发理论，比如某女艺人曾发表过"头发从不接触椅背"的原则，听上去似乎玄之又玄，但仔细分析，背后的摩擦学原理有一定道理。当发丝与织物摩擦时会产生静电，2000 伏的静电会让毛鳞片的磨损速度增快 3 倍。不信你看女明星们走完红毯落座后，都会第一时间把长发拨到胸前，除了给胸前做物理性掩盖，这个动作也值得纳入日常护发流程。

英国足球明星贝克汉姆（Beckham）不仅球踢得好，其英俊的外表更是赢得众多女粉丝的芳心，他的标志性发型也被很多型男①当作参考。他的御用发型师揭秘，为了维持造型，除了白天的发胶，夜间必须执行的"头发排毒仪式"也是重中之重。先用含葡萄糖苷的温和洗发水清洁，再用含有神经酰胺的精华按摩头皮。哪里有轻轻松松的魅力？这也给我们提醒：造型类产品一定要清洗干净，所以建议选择容易清洗的，并最好每周至少给头皮放 2 天"素颜"假。

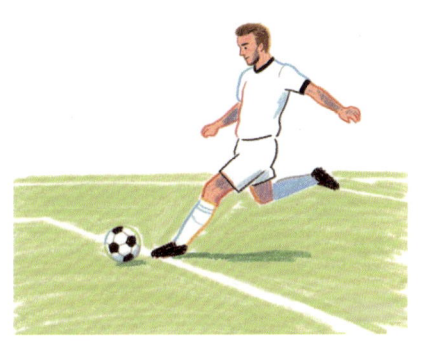

---

① 型男：指新一代魅力的男士。

四、防脱战线的新武器

头皮微生态的概念由来已久，研究发现，头皮表面菌群失调后会让优势菌，例如马拉色菌群进入"狂欢"模式，让头皮和毛囊压力倍增，不得不被迫进入"假性休眠"状态。重新建立菌群平衡除了大杀四方，也要适时给点儿甜头，例如含有益生元成分的洗护产品，就像打了巴掌后的那颗甜枣，可以安抚"菌心"。

韩国女团的妆造精致到发丝，秘诀之一是含咖啡因的冷感喷雾，除了造型，还能给头皮瞬间降温。韩国首尔大学的研究证实，头皮温度降低2℃会有效延长毛囊的生长期。感兴趣的姐妹可以试试看。如果用逆向思维考虑这个问题，也提示我们在用吹风机吹发时，不仅要避免高温，还可以尝试先用冷风吹发梢，收缩毛鳞片，再用温风吹干发根，给头发从头到尾更贴心的照顾。

五、建立你的护发生物钟

根据人体昼夜节律，头皮油脂分泌在上午10点左右最旺盛。理论上，深层清洁安排在这个时段是效率最高的，问题在于作为现代打工人，很少有人在上午10点有空洗头。夜间10点后毛囊进入修复期，此时的护发要点在于补充营养，不仅吸收效率更高，成分选对了还有助于睡眠。这个生物钟也提醒广大打工人，别熬夜，尊重自然规律，你熬的不是夜，

而是头发的寿命。

六、头发遭遇"社死现场"的急救指南

头发毛糙起静电让人尴尬,就像"人间蒲公英"。每个人可能都有自己的苦恼和经验。让我们看看明星们都有什么妙招。有明星曾分享过自己因地制宜使用护手霜拯救自己头发的静电"炸毛",实测很有效。但这招只能作为应急时没有办法的备选,更科学的做法是随身携带含水解蚕丝蛋白的喷雾。遇到重要场合,可以像红毯明星那样,优雅地喷一喷,维持造型的同时有效保护头发健康。

还有一种同样源于明星的"三明治护发法":先在干发上涂抹免洗护发素,再正常洗发,最后用冷水冲发梢。这种反向护理法更适合染烫受损发质,就像给头发穿上"冲锋衣"再去淋雨。有需要的姐妹可以借鉴一下。

来自明星的护发经验可以借鉴,但真正有效的护发从来不是简单的"拿来主义"或者贵妇产品的堆砌,而是读懂成分表后的智慧选择,顺应生理节律的科学养护。下次再看到某人推荐偏方或经验时,不妨先问问自己:这个方法有科学依据吗?符合头皮 pH 值 5.5 的黄金定律吗?考虑到了毛鳞片的开合方向吗?毕竟,我们养护的不仅是三千"烦恼丝",更是每一次转身时的自信。

3

特殊职业毛发护理

在建筑工地"轰轰"的机械声中,在尘土弥漫、风雪肆虐的野外环境里,在镁光灯炙烤发烫的舞台上,在实验室幽蓝的火焰旁,不同职业人的头发正在经历普通洗发水广告永远拍不出的剧情。发丝不仅是审美符号,更是职业标签的"战甲"——消防员的发梢要扛住300℃高温,潜水员的头皮要对抗长时间的海水浸泡,电焊工的发丝要短,以防火星飞溅。让我们来深度了解特殊职业者的"头顶战场",揭秘教科书里找不到的"硬核"护发智慧。

一、头盔战士:外卖员和消防员的"头皮温室效应"

(一)共同解决方案

工作性质决定了这些群体需要长时间佩戴安全头盔,密闭空间的湿度可达85%,头皮温度比外界高6~8℃,头皮像身处热带雨林,而持续4 h,马拉色菌等真菌数量会激增300%,成为微生物"狂欢"的乐园。解决方

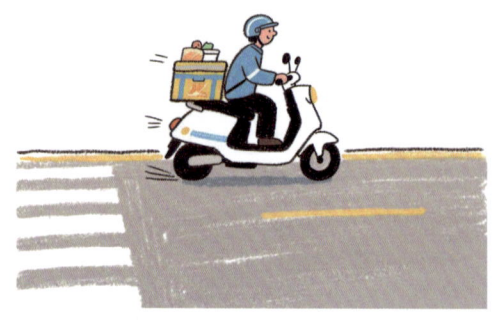

案包括以下 3 个具体对策。

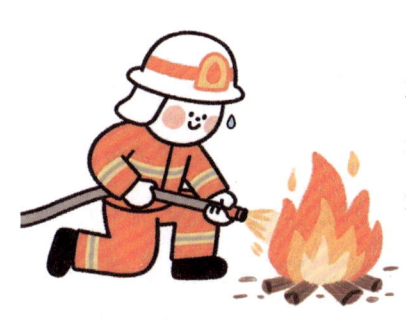

（1）透气内衬黑科技：3D 打印技术赋予头盔蜂窝结构衬垫，提升空气流通效率，给热带雨林装空调，时刻有风吹过。

（2）急救喷雾配方：75% 酒精 +2% 水杨酸的便携喷雾，停车间隙喷洒可快速调节头皮微环境，时不时来场酣畅淋漓的雷阵雨。

（3）洗护组合拳：含吡啶硫酮锌的控油洗发水 + 含神经酰胺的头皮精华等作为日常养护，就像汽车需要及时清洗，定期保养，职业人的头皮也需要"清洁—养护"周期。

（二）消防员的双重炙烤

外卖员的头盔好似热带雨林，而消防员的头盔 + 火场高温则更像"焖烧锅"，队员们头皮毛囊炎的发病率是普通人的 17 倍。更要命的是，灭火使用的阻燃剂可能会混合着汗液渗透毛囊，形成具有腐蚀性的氯化铵结晶。消防员的毛发生存指南包括以下具体措施。

（1）预处理妙招：出警前用凡士林等封闭剂涂抹发际线，形成物理隔离层，经测试可减少 63% 的化学物质渗透。

（2）战后清洁协议：选择弱碱性洗发水，有效中和头发和头皮的酸性物质残留，有条件的还可以用冷凝胶进行头皮冷敷。

（3）毛发修复方案：遇到头发脱落、头皮瘙痒等严重情况，可以定期进行专业头皮按摩与维养治疗，促进微循环，修复头皮屏障。

二、造型斗士：演员与主持人的"发丝极限运动"

（一）发胶隐患的破局

娱乐达人们需要造型，武装到发丝的那种，发胶类产品的用量是普通人的 20 倍。发胶中含有的丙烯酸聚合物在发丝表面形成纳米级薄膜，让头发维持造型的同时也相当于给头发套上保鲜膜，让头发无法呼吸。有 10 年造型生涯明星的发丝电镜照片显示毛鳞片严重粘连，头发自然枯槁失去弹性。难怪很多女主持人使用假发套，成为职业标配。破局方法如下。

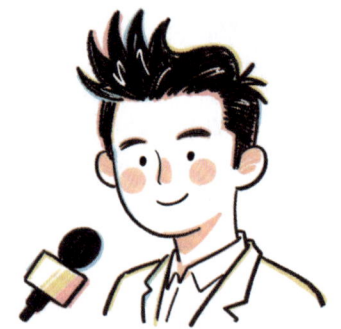

（1）卸妆级清洁大法：选择专业级预洗膏先溶解造型剂，再打出绵密泡沫二次清洁，保证将裹在外面的一层聚合物彻底去除。

（2）"中场休息"法则：带妆期间，有条件的话，建议用温热的湿毛巾包裹头发，哪怕只有几分钟也好，目的是让毛鳞片舒张，有空深呼吸。

（3）定期结构修复方案：不能只关注表面，也要重视内里。每周 1 次用含有水解角蛋白的产品做全面渗透护理，如同给钢筋做防锈。

（二）染色轮回的救赎

普通人染发纯粹是换换心情，偶尔为之，而靠造型吃饭的顶流艺人则是工作需要，平均每月至少换 3 次发色。头发的漂染过程会让角蛋白大量流失，毛髓质呈现蜂窝状的空洞。更可怕的是，受损发丝燃点会显著下降，某男团成员就曾出现因频繁漂染导致头发在聚光灯下自燃的事故。染发生存对策如下。

（1）"缓冲带"策略：注定无法拒绝漂染，那就给自己一个缓冲时间吧。

提前 72 h 使用含硅烷的护发产品,在毛鳞片间形成保护膜,预先进行有效保护。

(2)色彩维稳黑科技:含阳离子聚合物的固色洗发水,可将色素留存率提升至 82%,让发色更生动,减少反复换色的冲动。

(3)结构重建工程:善于利用高科技,有针对发丝结构的角蛋白纳米微针,可将缺损的结构直接填充完整,只是工作量大且价格不菲。

三、化学特工:实验室里的"分子级攻防"

(一)实验室的"隐形杀手"

长期在有机实验室工作的科研人员,其工作环境看似清洁,却蕴藏杀机。每天与各种化学物质打交道,空气中都漂浮着"分子式",发丝表面会吸附微小的苯环结构物质,吡啶类物质会让头皮出现蓝绿色荧光反应,说明化学物质与角蛋白发生了亲密接触,产生了化学反应。防护体系如下。

(1)三级防护警报拉响:身处化学物质弥漫的空间,必须提高防护级别。对于头发和头皮,必须满级,戴好实验帽+防化头套+开启负压通

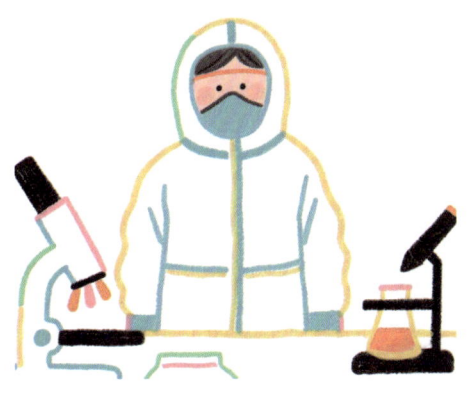

风系统,建立"头皮防空洞"。

(2) 中和洗消方案:含乙二胺四乙酸二钠(EDTA-2Na)的螯合洗发水,可清除90%以上的金属络合物,用魔法打败魔法。

(3) 代谢加速疗法:每周用洗护产品进行2次头皮按摩,促进已经吸收的小分子化学物质经皮排出,给头皮"倒垃圾"。

(二)美甲的芳香陷阱

华美的袍子往往金玉其外,内里却爬满虱子。美丽的颜色都是人造的,美发美甲一个道理,美甲过程中涉及的化学物质很多种,其中丙烯酸酯单体具有挥发性,能够与头发中的胱氨酸发生交联反应而像菟丝子一样缠绕不放。美甲从业者头发中的双酚A含量严重超标。经常美甲的你无法保证不用美丽的指甲接触头发和头皮。自救方案如下。

(1) 空气净化组合:美甲店空间狭小,利用负离子发生器+活性炭吸附棉,将空气中漂浮的毒物吸起,减轻吸附头皮的负担。

(2) 分子级修复:含二硫键修复因子的发膜,会帮助已受损的头发重建被破坏的角蛋白桥键。

(3) 主动避让法:如果说美甲从业者很难放弃职业生涯,那作为消费者的你可以作出选择,减少美甲次数和缩短戴甲时间,健康又省钱。

四、极端环境生存者:厨师与潜水员的"毛发抗压训练"

(一)厨房里的油脂风暴

米其林餐厅后厨监测数据显示,灶台区细颗粒物($PM_{2.5}$)浓度是城市道路的8倍,其中40%是粒径小于$10\mu m$的油脂颗粒。这些颗粒积聚在一起会堵塞毛囊漏斗部,引起"厨师职业型脱发"。眼光放远,负责一天三餐的家庭主妇们何尝不是在面临同样的考验。解决秘笈如下。

（1）动态防护系统：米其林大厨的高帽子中看不中用，建议换上防油头套，做好生态隔绝。裸露在外面的发际线也要保护，经常擦拭是最简单易行的方法。

（2）深度净化仪式：生活要有仪式感，再忙也要爱自己。休息天给头发和头皮也来一次大扫除，黏土面膜、茶树精油等都能帮助你做深度净化。

（3）代谢调节方案：实在没空，或者已经问题很凸显，根据医生建议，选择丹参酮类药物，能够帮助改善皮脂腺过度活跃，从内在解决问题。

（二）深海压力挑战

潜水员下潜至海平面以下，承受压力的不仅是内脏，还有头皮。长期高压环境会导致毛乳头细胞线粒体功能异常。深海作业者的头发白化速度是陆上人员的6倍。更危险的是，上浮过程中的压力变化可能引发毛囊气栓。深海护发法则如下。

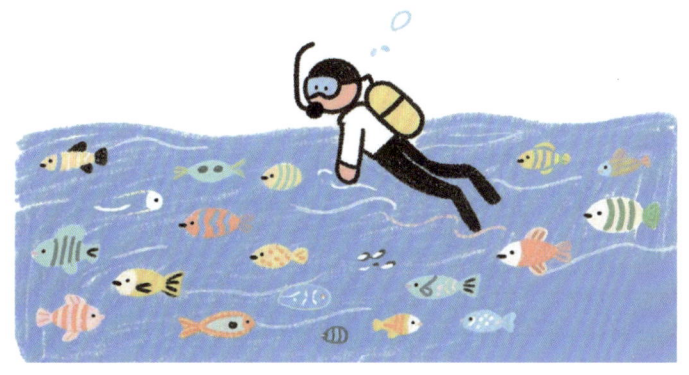

（1）压力平衡训练：潜水前后进行头皮筋膜放松操，模仿"耳压平衡"原理，锻炼头皮平衡性能。

（2）细胞充能疗法：微电流导入含辅酶 Q10 的头皮精华，帮助修复线粒体功能，增强细胞活力。

（3）应急处理方案：时刻警惕，当发现局部脱发时，立即用高压氧舱联合外用米诺地尔治疗。

快速发展的时代，万事万物皆"卷"，特殊职业者的头发承受着常人难以想象的生存压力。从纳米级的化学攻击到大气压级的物理挑战，每一根挺立的发丝都在替我们承载背后的艰辛。当人们惊叹"蓝朋友[①]"们穿越火海的英姿时，也该看见他们头盔下与真菌奋战的头皮；艳羡偶像们的炫目发色时，也应了解那些发丝经历过怎样的化学洗礼。护发不仅限于个人护理，在某些领域更是职业安全的底线。毕竟，当头发成为职业装备的一部分，保住头顶这片"方寸之地"，也是守护整个职业生涯尊严与荣光的重要组成。

---

① 蓝朋友：常用于指代消防员，因为他们的制服颜色通常是蓝色的。

4

植发后护理手册

治疗脱发的手段和方案很多,但植发手术总被"脱发星人"奉为最后一根救命稻草,因此,接受手术后把新移植的毛囊当作"参娃娃"的心理也就不难理解,毕竟鼓足勇气下了如此大的决心,花费了这么多金钱和时间。术后小心呵护到不敢洗头发、不敢触碰,可毛囊存活率并不会因此而有所提高。相反,也会有人心大到术后第2天就吃火锅、蒸桑拿,认为都手术完了,万事大吉,这种"撒野式"的做法只会让还很脆弱的新移植毛囊更加岌岌可危。植发后的家庭护理就像培育幼苗,既需要科学耐心呵护,也要懂得适度放手。本节教你植发术后诀窍,助你在家养出比原生发更茂密的"第二春"。

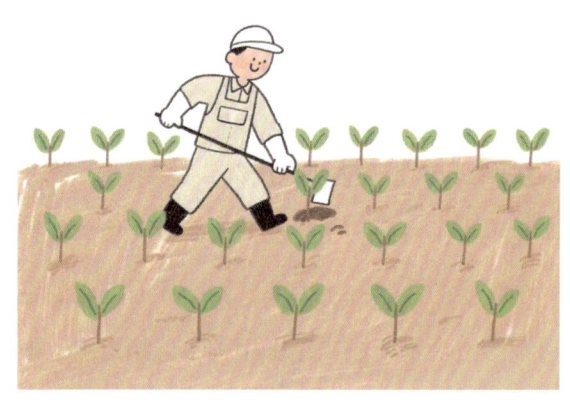

一、从"移栽树木"理解植发奥秘

何为"植发手术"？其实原理很简单，就像移栽树木。例如要把南方荔枝树移植到北方，首先要挑选健壮的树苗（后枕部优质毛囊），确保根系完整（毛囊单位完整提取），在目标区域挖好树坑（受体区打孔），尽快转移（缩短体外停留时间），最后做好防风固土（术后固定）。这个过程完美诠释了毛囊单位提取术（FUE）的植发方法——通过 0.6~0.8 mm 的精密取发器，像考古学家发掘文物般逐个提取毛囊，再如绣娘穿针引线般精准植入。

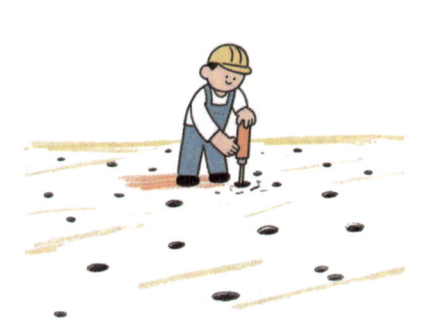

手术当天，你会经历 3 个神奇阶段：头皮注射麻药意味着"开工大吉"（局部麻醉），取发时的"哒哒"声好似毛囊即将奔赴战场的呐喊（毛囊提取），种植区密密麻麻的小红点是新生发的襁褓（毛囊着床）。整个过程持续 4~8 h，术后即刻就能看到整齐排列的"新发茬军团"。

二、术后黄金 72 小时生存指南

第 1~2 天：头皮刚经历完"微型地震"，此刻需要绝对静养。建议 45° 斜靠入睡，避免压迫供发区和受发区，给头皮支棱起保护伞。先别急着照镜子数头发，这时候的数字并不准确，因为此时此刻的毛囊还在抓紧时间"扎根"。遇到渗液也不要慌，用医用棉签像蜻蜓点水般轻轻蘸取，切记不可"扫荡式"地使劲儿擦拭。外用药的加持会让愈合速度更快、更安心，抗生素软膏可预防感染，生长因子可促进愈合。涂抹时的力度要像钢琴家弹奏渐弱音，从种植区向原生发区逐渐递减。

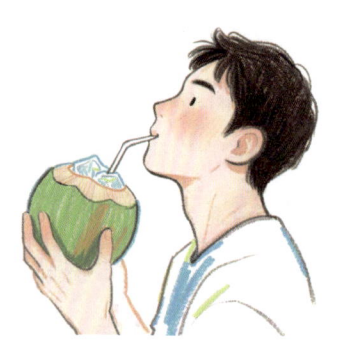

第 3~6 天：这几天是重要的恢复期，随着头皮肿胀逐渐缓解，渗液消失，也将迎来首次洗发大考。别紧张，把水温调到比体温略低的 37℃，将婴儿洗发水在掌心搓出云朵般的泡沫，在种植区上方 10 cm 处"天女散花"，让泡沫做自然落体。冲洗时想象自己在呵护初生婴儿，让花洒里的水呈抛物线缓缓冲淋，能看到白色角质状物质脱落吗？恭喜你，这是伤口愈合的正常"蜕皮"现象。

第 7 天：植发后满 1 周，你会惊喜地发现种植区已长出肉眼可见的一片"青茬"。米诺地尔的登场就像及时雨激活毛囊，新生毛发也将如雨后春笋般蓬勃生长，你需要做的就是每天耐心地给毛囊补充营养，静待花开。

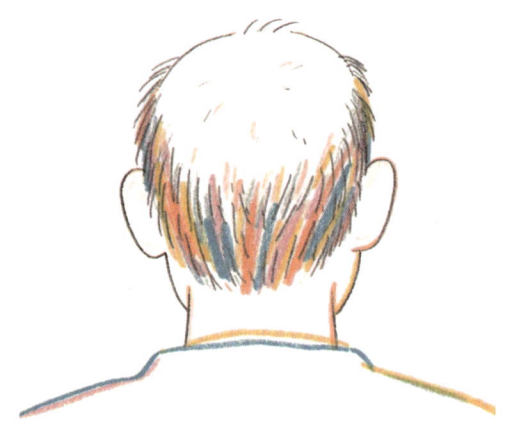

三、家庭护理六大实操法则

1. 清洁革命

可以利用现有条件准备 2 个小工具——儿童软毛牙刷（清理血痂）和医用洗鼻器（精准冲洗）。可以从术后第 5 天开始，用软毛牙刷掌握好力度轻扫种植区，配合洗鼻器 45°角轻压冲洗。两者结合能清除 90% 以上的附着皮屑，又不会损伤毛囊。

2. 药物大师

米诺地尔无论是溶液还是泡沫剂，都需要配合指腹轻轻揉按以促进吸收，想象自己在弹奏肖邦夜曲——轻柔而富有节奏。建议早晚用药，间隔 12 h；如果配合微针滚轮，要把握"见红不破"原则（皮肤轻微泛红但不出血），避免用力过度而破坏毛囊。

3. 睡眠大法

术后前 2 周，新生毛囊仍处于非常脆弱易激惹的状态，确实要像保护古董瓷器般守护头皮。推荐使用记忆棉颈枕，搭配 U 形护颈枕形成"双保险"。平躺时在双肩下垫 10 cm 厚的枕头，形成自然坡度以防水肿。疼痛不适甚至紧张焦虑的情绪可能会导致失眠，这时候听轻音乐或者阿尔法脑波音乐，可以让褪黑素与生长激素协同帮助你进入深睡眠。

4. 食物密码

术后 3 个月践行"彩虹饮食法"：红色食物（番茄）富含茄红素可以修复毛囊，黄色食物（南瓜）的 β-胡萝卜素可以促进角质代谢，紫色食物（蓝莓）的花青素可以增强毛囊抗氧力。特别推荐"黑五类粥"（黑米、黑豆、黑芝麻、黑枣、黑木耳），早晚各 1 碗，堪比生发胶囊。

5. 防护艺术

植物生长需要阳光，但紫外线却是新生发的"头号杀手"。头皮防晒以物理手段为主，建议选择紫外线防护系数（UPF）50+ 的防晒渔夫帽，以宽大、无压迫为度，内衬也要严选，首选莫代尔和纯棉材质，无刺激，还防静电。骑电动车得戴安全头盔，可以在内衬位置再垫几层医用纱布，有助吸汗，但紫外线高的时间还是建议你能不骑就尽量别骑。

6. 运动处方

术后 1 个月可开始"头皮瑜伽"，用指腹画"∞"字按摩供体区，配合深呼吸以促进血液循环。慢跑等有氧运动先别急，最好等到术后 45 d 再启动，遵循"333 原则"：每次不超过 30 min，心率不超过每分钟 130 次，每周不超过 3 次。游泳需在术后满 3 个月进行，下水前建议用凡士林在种植区涂防护膜。

四、养护冷知识

术后喝冰镇椰子水比敷冰袋更消水肿，因为其中含有的电解质能调节体液平衡。用丝绸枕套比纯棉更护发，摩擦系数降低 60%。种植区偶尔发痒很正常，但千万忍住别用指甲挠，把薄荷精油滴在棉签上轻点皮肤，可以止痒，既安全又提神。

遇到狂脱期（术后 2~4 周）别惊慌，这是毛囊们在进行"战略转移"。每天掉 50~100 根毛发属于正常现象，就像树木落叶是为了春天萌发，只要将毛囊保护好，总有一天会再"发芽"。建议每天用宽齿梳反向梳理（从发梢向发根），既能清理脱发，又不会牵拉毛囊，还可以顺带按摩。

术后 6 个月是检验植发成果的关键期，此时要像园丁修剪灌木般细心打理发型，修剪掉无用的树杈，让更多的嫩芽萌发。两侧头发保留 1 cm 长度最显浓密，刘海要顺着种植方向梳理。这个阶段染发是允许的，但建议选择植物染膏，且要离发根 1 cm 以上。

植发手术可以帮助"荒漠化"的发际线变成"热带雨林"，但绝不是一劳永逸的魔术，需要配合精心养护的艺术。最好的植发效果，永远来自医患双方的默契配合，尤其是你自己术后坚持不懈的日常护理。

5

避雷常见护理误区

越是大家关注的问题,越有满天飞的谣言,以及偏方、秘籍,混淆视听骗人钱财事小,耽误治疗,甚至产生安全隐患则事大。本节归纳总结了大家经常碰到的毛发护理问题,并予以解答。

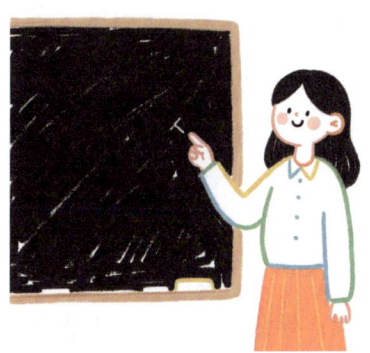

一、频繁洗发会导致脱发吗

很多人看到洗发后脱落的头发就很紧张,认为洗发刺激头皮、损伤发根,便觉得频繁洗发是导致脱发的"罪魁祸首"。真相果真如此吗?

头发的脱落与生长周期密切相关。病理性脱发究其本质各不同,但多由于激素、遗传、疾病等因素引起,而非单纯因为频

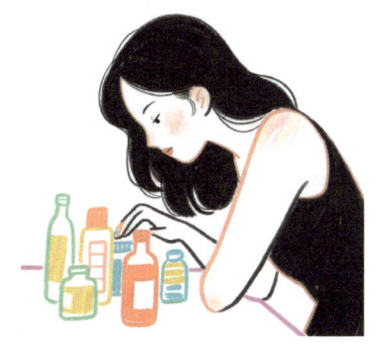

繁洗发。科学洗发的关键在于选择适合发质的洗发产品，避免刺激，并用温水冲洗，轻柔按摩，避免过度或暴力搓揉。洗发可以去除头皮上的油脂和污垢，清洁毛囊，减少毛囊堵塞和头皮屑的产生，是保持头发健康的基本步骤和前提。

正确护理建议如以下3个方面。

（1）洗发频率因人而异：根据个人头皮和发质选择适合的洗发频率。油头皮者可以每天洗发，夏天甚至可以洗2次，干发的人则建议隔天或每周洗发2次。

（2）产品选择的重要性：建议使用温和、无刺激、成分简单或有功效成分的洗发水，避免强力清洁导致头皮干燥。

（3）护发步骤不能免：洗发后可以使用护发素给头发滋养，减少洗发后带来的干涩感。

二、染发会导致头发枯黄和脱发吗

染发会破坏头发健康，导致头发枯黄、干燥和脱发，这应该是大家的共识吧！但我们依然需要辩证地去看待。适度染发并不会直接导致脱发，关键在于染发方法、产品的选择，以及科学护理。

染发过程是用化学成分打开毛鳞片，让染料进入发丝内部，而不是直接作用于毛囊。因此，科学的染发与脱发并没有直接联系。染发过程中，首先要选择正规、温和的染发剂，避免含有超标成分，如氨水等。其次，化学成分必然会损伤发质，因此建议配合深层护理产品以修复染后受损的发丝。再次，染发过程要规范，不是时间越长效果越好，长时间的局部孵育过程可能会因为渗透作用而损伤毛囊。另外，确实不建议频繁染发，短

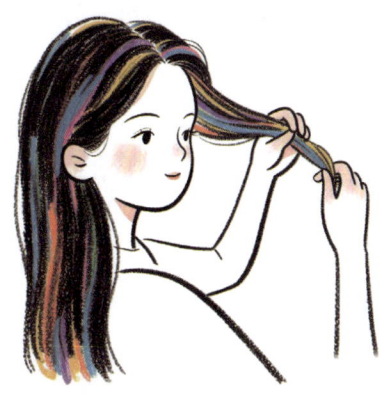

期内反复多次刺激头发,头发枯黄、变脆则在所难免。

正确护理建议如以下3个方面。

(1)选择低刺激、无氨或低氨的染发剂,减少对头发的损伤。

(2)尽量延长染发周期,避免过度染发。

(3)定期使用保湿护发素和发膜进行修复,保持头发的水润与光泽。

三、使用生发产品能迅速治愈脱发吗

生发市场蓬勃,永远不缺各种生发产品,包括药物、激光设备、营养补充品等。很多人相信只要使用这些产品,就能如广告宣传中的立即见效。但脱发和长头发都是一个长期的过程,治疗需要科学、耐心。

脱发的原因复杂,类型多样,包括雄激素性秃发、斑秃、休止期脱发、生长期脱发、瘢痕性脱发、感染性脱发等,需要辨因思症。单一产品是无法解决所有问题的。即使是雄秃这一相对明确的疾病,指南推荐的一线治疗药物——米诺地尔、非那雄胺等的效果也是渐进性的,需要数月甚至更长时间的维持治疗。如果哪个网传产品能有奇效,早就被写进共识或指南了。市场上许多"神奇产品"大多没有经过科学验证,甚至是商家短期逐

利的噱头，盲目选择可能会适得其反，刺激头皮，甚至加重脱发。

正确护理建议如以下 3 个方面。

（1）选择或使用任何脱发相关产品前，都应该充分了解其成分和使用说明，最好在医生的指导下使用。

（2）别盲目迷信某种产品，相信科学治疗，并在治疗期间配合健康的饮食和生活方式，避免压力过大，保持充足的睡眠，促进身体整体健康。

（3）如果脱发情况严重，建议尽早咨询专业医生，进行针对性的检查和治疗。

四、依靠护理产品能让头发更健康吗

大家会认为发膜、发油、精华液等产品都会帮助头发保持健康、强韧。可是别忘记物极必反的道理，过度护理不但不会达到效果，反而可能加重负担，导致头发变得脆弱、油腻，甚至掉发。

过多的油性产品或过重的护发成分会让头皮表面油脂进一步堆积，加重毛囊堵塞，影响毛囊和头发健康。头屑增多是小事情，头发掉得更多才是大问题。洗发后的高温吹风机，做造型用的卷发棒、拉直器等工具更会通过高温破坏头发的角蛋白结构。频繁刺激的结局就是发丝变得脆弱，容易断裂。

正确护理建议如以下 3 个方面。

（1）使用护发产品要根据头发的实际状况选择，避免过度、过滥、过频。

（2）适度控制加热工具的使用频率，给头发留一些自由空间，避免人为损伤。

（3）深层护理讲究定期进行，绝对不是每次洗发后的必选项，以防过犹不及。

五、头皮按摩需要更猛烈些吗

头皮按摩有助于促进血液循环,缓解压力,是很多脑力劳动者的偏爱。大家普遍觉得按摩就应该有力度,否则不痛快、不舒畅。实际上,头皮区域很特殊,皮肤相对较薄,过度摩擦或用力按摩很容易损伤头皮屏障。另外,头皮遍布毛囊,用力过度也会让毛囊受伤,甚至引起头皮炎症或导致毛发断裂。

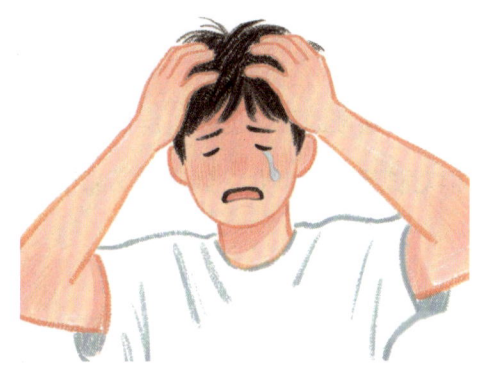

正确护理建议如以下 3 个方面。

(1)头皮按摩时,手法要尽可能轻柔,切忌用力过猛。

(2)别追求刺激,选择用指腹而非指尖接触头皮,避免暴力刺激。

(3)时长控制在 3~5 min 为宜,而非停歇得越长越好。

头发护理中存在诸多误区,希望通过本节的辟谣,帮助你了解并理解科学的护理方法,学会根据自己的发质和需求明智地选择,焕"发"新生。

第八章 毛儿的医学修复

1

现代修复技术一览

科技发展也助力毛发领域的技术创新,从传统药物到不断涌现的创新手段,创意无限,但对长毛这件事儿,到底靠不靠谱?有没有用?需要慧眼辨明是非。

一、激光

激光技术由来已久,但用在毛发领域算是"老酒装新瓶",低能量激光明确可以辅助促进毛发生长。无论是红光还是红外线,均以低能量的方式激活毛囊细胞,催促其尽快进入生长期,增加新生毛发的密度。同时,通过促进头皮的血液循环,增加毛囊的营养供应,加快毛发生长速度,改

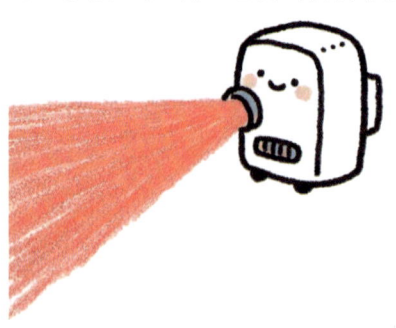

善脱发。

（一）优点

1. 非侵入性：非手术无破坏，甚至不破皮，安全性极高。

2. 适用范围广：适用于各种原因导致的脱发，可以联合药物和其他方案，自由组合，十分"百搭"，几乎不存在禁忌证。

3. 操作灵活：每天只需要 20 min 的局部照射，即使没时间来医院，还可以购买家用仪器自行操作，灵活选择，操作方便。

（二）缺点

1. 疗程较长：理论上有效，但实际应用需要持续治疗才能有肉眼可见的明显效果，需要耐心。

2. 效果因人而异：作为二线治疗推荐，并非所有脱发患者都能获得理想的改善，尤其是单独治疗，大部分还建议联合其他治疗手段。

二、富血小板血浆治疗

富血小板血浆（PRP）是指富含血小板的自身血浆，通过提取患者自身血液，经过体外离心处理后，分离出富含血小板的血浆。血小板中含有多种生长因子，有促进组织修复和细胞再生的功效。通过在脱发区域头皮注射，可激活处于休眠期或萎缩的毛囊，使毛发重新生长，并增强发质。随着技术的发展，CGF 作为 PRP 的升级版，也广泛应用于临床。

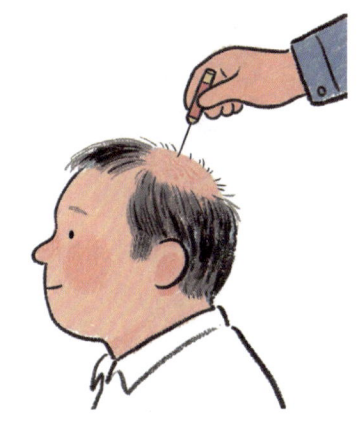

（一）优点

1. 天然安全：由于使用的是患者自身

的血液，不会有排斥反应，安全性高。

2. 恢复时间短：虽然算有创操作，但局部注射的针头极细小，注射过程也很快，恢复快，几乎不耽误日常活动。

（二）缺点

1. 费用较高：制备过程需要严格的标准和操作流程，因此，整体成本和费用较高。

2. 接受度因人而异：除了抽血，还要在头皮上一针针地戳，且有一定疼痛感，并非所有人都能接受。

3. 效果因人而异：具体疗效的影响因素很多，包括自体的血液质量、血小板活性、注射量和深度等，因此疗效的个体差异也比较大。对毛囊完全萎缩的情况，效果有限。

三、植发手术

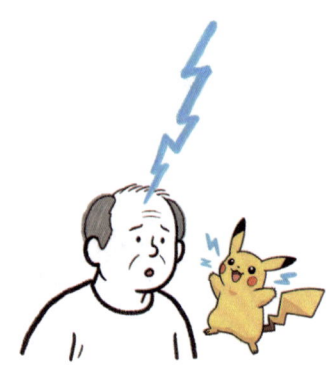

植发手术是目前治疗严重脱发问题的最有效方法之一，尤其是对于毛囊已经完全萎缩、无法接受或耐受药物治疗，以及没有时间等待且怕麻烦的患者，简直就是一劳永逸的优选。目前的手术方式主要有毛囊单位移植（FUT）和毛囊单位提取（FUE）两种。FUT技术是切除一条皮肤带，提取毛囊单位进行移植；FUE技术则是直接提取毛囊单位进行移植，相对操作更精细。

（一）优点

1. 效果持久：一旦移植的毛囊成功生长，效果持久，移植后的毛发通常终生不脱落。

2. 恢复自然：移植的毛发是自己的，与原有毛发自然融合，天然感强，不易被察觉。发型也可以自主设计，自由度高。

（二）缺点

1. 费用高：手术费用一般按照面积或具体移植的毛囊数量计算，价格不菲。

2. 手术风险：尽管植发手术技术很成熟，但作为耗时较长的有创操作，仍有可能出现手术伴随的问题和并发症，如疼痛、肿胀、出血、感染、瘢痕等。

3. 术后恢复：手术本身比较耗时，术后需要的恢复期也比较长。

四、微针疗法

微针疗法是一种通过微小针头刺入头皮，刺激局部皮肤，促进毛囊再生和毛发生长的技术。微针刺激头皮时，会引起局部皮肤的微小创伤。这些微创伤能够促进皮肤启动自身的修复过程，同时增强局部血液循环，为毛囊提供更好的营养供给，激活毛囊细胞的生长。另外，微针作用的瞬时可以作为药物传递通道，吸收更高效。

（一）优点

1. 简便快捷：治疗过程相对简单，甚至有些家用产品可以不用来医院，自行即可完成，恢复期较短。

2. 微创轻痛：非创伤性治疗项目，治疗过程中的出血和疼痛都比较轻微，接受度

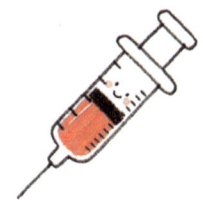

普遍较高。

（二）缺点

1. 效果较慢：遵循"不破不立"原则，作为微创的微针疗法也需要一定的疗程才能看到效果，而非一蹴而就。

2. 适应证有限：对于严重脱发或毛囊损坏严重的患者，无法达到理想疗效，单项评分弱于植发或 PRP 治疗。

五、低频电疗

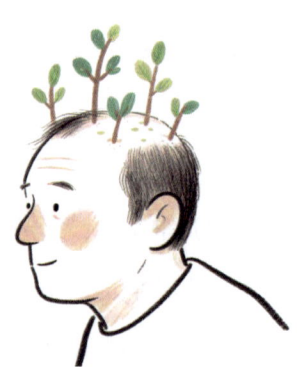

低频电疗通过释放低频电流刺激头皮，利用通过皮肤的电阻产生的微弱热效应，改善毛囊周围环境，增加营养供给，提高毛囊细胞的活性。

（一）优点

1. 治疗简便：治疗过程简单，不需要任何侵入性手段，适合日常护理。

2. 无创无痛：电疗没有创伤，患者几乎不感到疼痛，恢复较快。

（二）缺点

1. 效果较慢：需要长期坚持才能看到效果，单一治疗效果比较缓慢。

2. 疗效"天花板"：对那些毛囊已经完全萎缩或受损严重的情况，效果有限。

六、营养补充与护发疗法

万物生长都需要营养，必要的营养补充是毛发修复的重要手段，包括维生素、蛋白质及锌、铁等元素，以促进毛囊健康和毛发生长，尤其对于营养不良性脱发，足量的进补就是在救毛囊的命。日常护理过程中可以选择富含角蛋白、维生素E的洗发水、护发素等，对修复受损发质也有一定帮助。

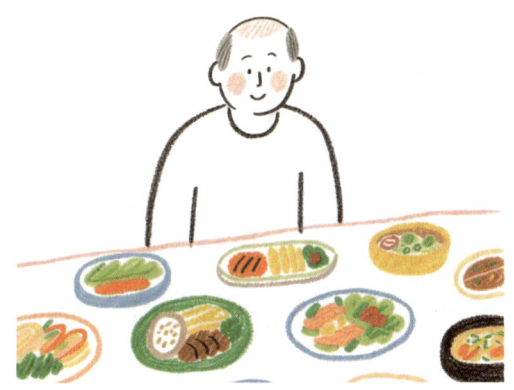

（一）优点

1. 安全：无论口服或外用，补充营养非常安全。

2. 长久全面获益：坚持良好的营养摄入与护理，有助于改善发质，延缓脱发，还对身体健康有益。

（二）缺点

1. 见效较慢：除了单纯由于营养缺乏导致的脱发类型，大部分脱发治疗过程中，补充营养只能起到辅助作用，因此要放平心态，有足够的耐心。

2. 效果有限：补充营养固然有益，但作为治疗方法有局限性，也有"天花板"，希望大家能理性看待。

七、浓缩生长因子技术

CGF技术跟PRP同理，也是利用自身血液，CGF在处理过程中通过更高效的差速离心技术获取更多种类的浓缩生长因子，如表皮生长因子（EGF）、血管内皮生长因子（VEGF）、成纤维细胞生长因子（FGF）等。这些生长因子能够促进毛囊周围组织的修复与再生，激活处于休眠期或萎缩的毛囊，帮助毛发重新进入生长期。

（一）优点

1. 安全性高：CGF技术提取自体血液，因此不存在排斥反应，细针注射，非常安全。

2. 疗效显著：临床数据证实，CGF可以有效促进毛囊的活化和毛发生长，提高毛发的质量和密度。

3. 恢复期短：治疗过程的最大创伤就是静脉抽血和头皮真皮层注射，整个过程很快，随时做随时走，也不需要额外休息，基本不影响正常工作和生活。

4. 天然修复：CGF治疗依赖于自体生长因子的作用，能够自然、有效地激活毛囊，恢复毛发的生长周期。

（二）缺点

1. 需要专业设备：CGF技术需要特殊的血液离心设备，治疗需要在专业医疗机构进行，治疗本身存在一定的经济成本。

2. 效果因人而异：CGF虽然能够有效促进毛囊活化，但疗效满意度并非均一，在毛囊完全萎缩的情况下，效果可能会更为受限。

3. 需要多次治疗：为了达到最佳效果，治疗也需要循序渐进按周期坚持，需要一定的时间成本。

毛发修复技术借助科技的大跨步而日益丰富，不断出现的新技术给"脱发星人"带来新的希望。然而，每项技术都有其自身的优缺点，需要根据实际情况，个性化抉择。选择治疗方案这件事儿，还是要听从医生的建议。

科研新成就与毛发

毛发的受重视程度越高,其研究领域的发展就越快,无论是科学家们职业操守的内驱力也好,抑或是商人们追逐利益和资本的外部动力也罢,总之,获益的还是有脱发困扰的你、我、他。本节盘点一下最新的进展,有些晦涩,请酌情适度阅读。

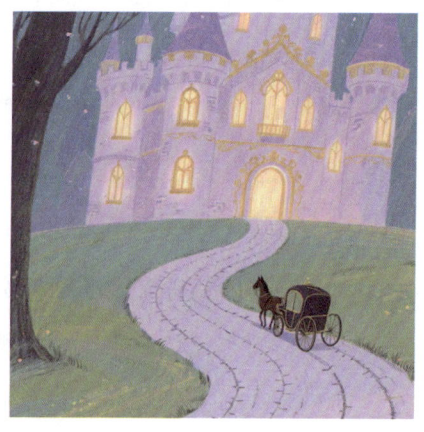

一、毛发生长的分子机制解析

最新研究发现很多与毛发生长密切相关的关键分子和信号通路,就像获取了流量密码,找到能够一招制敌的绝招。例如 Wnt/β–catenin 通路作为毛发生长调控中的重要路径之一,能激活毛囊干细胞,促进毛囊的生长和发育。目前已经开发类似的小分子化合物,尝试用于脱发的治疗。Notch 信号通路在毛囊干细胞的分化和增殖方面发挥了重要作用,对其进行靶向调控，为我所用，就能促进毛发的再生和修复，想想就很灵。骨形态发生蛋白（BMP）家族的成员被证明也与毛囊的生长周期密切相关，可能通过调节毛囊的生长周期、毛囊小体的形成实现毛囊再生，是否能够被"收编"为患者造福，尚无突破性进展。转化生长因子β（TGF-β）信号则在毛发生长的调控中扮演着复杂角色，当毛囊衰退、头发脱落时，TGF-β信号处于上调状态。研究成果已经发现抑制TGF-β信号能在一定程度上延缓毛囊衰退，促进毛发生长，又是一条通往"罗马"的捷径！

二、基因编辑技术与毛发治疗

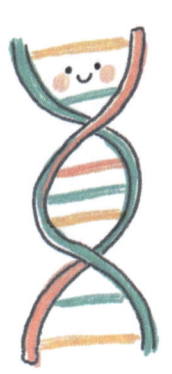

比分子调控更精准的是基因编辑技术。简单理解，就是将你母胎自带的各种决定你健康状况的基因进行后天编辑，重新定义。例如CRISPR-Cas9技术就像一个"黑客"，靶向DNA中的特定区域进行修改，就能纠正基因突变或调节基因的表达。毛发领域的科学家们已经开始尝试运用CRISPR技术修复与脱发相关的基因缺陷，尤其针对与遗传因素密切相关的脱发类型，如X连锁脱发患者，为其提供有效解决方案，属于典型的让梦想照进现实。还有一种途径可以达到改变有问题基因的目的，科学家们尝试向患者的毛囊中导入特定的生长因子基因，以激活毛囊干细胞，促进毛发生长。实验室数据是乐观的，希望早日投入临床使用。

三、干细胞技术与毛发再生

干细胞在组织再生与修复中具有广泛的应用潜力，也是近年来被热炒的概念，甚至达到滥用和无所不能的程度。在脱发领域，干细胞相关的产品满天飞，都号称能一夜长头发，果真如此吗？我劝你兼听则明，尤其是付款时慢半拍。

毛囊中的干细胞确实是毛发生长的"源泉"，科学家们提取并体外扩增毛囊干细胞，将其移植到脱发区域。这就是升级版的"植发"手术，从移植毛囊（头发），变成了撒种子，升级版的优势在于显著提高毛发生长率，而且会更无创，患者接受度更高，技术成熟后流水线作业能大幅度降低时间及经济成本。

诱导多能干细胞（iPSCs）技术赋予成年体细胞重新被编程为多能干细胞的机会，体细胞再次拥有自我更新和分化为不同细胞类型的能力。目前有科学家成功地利用 iPSCs 生成毛囊样结构。如果说毛囊干细胞的提取和增殖是让一只鸡变成一群鸡，那这项技术就相当于把一根鸡毛变成鸡，再继续鸡生毛，毛生鸡。按照这个理论，如果其能够成功应用于临床，必将"天下无秃"！

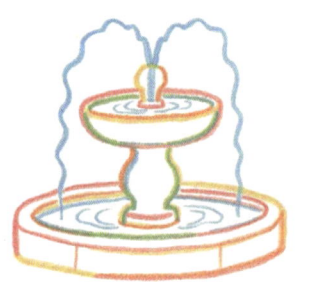

四、新型毛发治疗药物的研发

在治疗领域，药物仍然是主角，新药的研发永远不会缺席，不断地给脱发患者带来希望。从时间来讲，Janus 抑制剂作为一类免疫调节药物，已经不算最新，但对于斑秃等脱发疾病的治疗还处于临床经验积累阶段。它的作用主要是告诉已经失控的免疫系统停止对毛囊的攻击，让头发逐渐

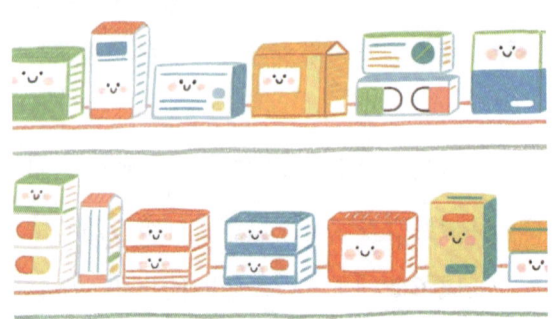

回归,给重度斑秃患者带来新的希望。

非那雄胺作为经典的 5α-还原酶抑制剂,是男性雄秃的首选口服药,仍有人会介意药物相关的不良反应而拒绝治疗,主要在意的是性功能障碍等,这让许多年轻男性望而止步。临床需求就是研发的动力,最新的研究锚定高靶向性和高选择性的 5α-还原酶抑制剂,能提高安全性的同时,不影响疗效。还有一些新型的生长因子和小分子药物,如卵泡抑制素(follistatin)和肝细胞生长因子(HGF)等,针对毛囊干细胞长驱直入,促进毛发生长。

五、纳米技术与毛发治疗

药物外的新技术也在蓬勃发展,如果说药物从研发到真正应用于临床需要漫长的道路,以及昂贵的临床研究数据作支撑,那么技术路线就相对容易得多,尤其是纳米材料为毛发修复带来了无限的可能。纳米级别的材料就像顺丰速运,作为载体把活性成分靶向送达毛囊,大大提高了药物的吸收率和疗效。此外,纳米材料还像催化剂,辅以提高药物的生物利用度,让药物的留存时间延长。多角度、多维度作用的目的只有一个,就是增强

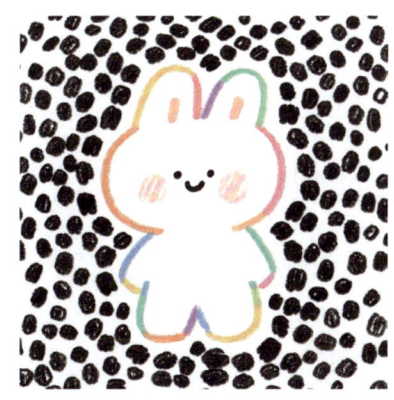

疗效。有些新型的纳米材料本身就具有抑制炎症、促进毛囊再生和新发生长的本领，如纳米银、碳纳米管等，堪称"六边形战士"。

虽然脱发问题仍然难以彻底解决，尤其是病情重和复杂的情况。但科技的飞速发展，必将带来革新性的进步，从基因编辑、干细胞技术到纳米技术和新型药物的研发，更多新名词涌现，面对这欣欣向荣、不断"井喷"的好形势，我们还应保持理性。一方面，从实验室到应用于临床，要稳扎稳打，不能盲目乐观或急于求成；另一方面，也得警惕鱼龙混杂、鱼目混珠的情况。积极治疗的急迫心情可以理解，但如若一味地去追求新技术，也有可能掉入陷阱。在任何涉及治疗的问题上，还请大家相信医生的专业。

3

科技助力毛发造型

人们的爱美、爱折腾头发随着科技进步变得更加触手可及，原来只能求助美发师，不得不办会员卡消费的经历一去不复返，很多造型，包括染发、烫发、卷发等，都能自己DIY[①]，省时省钱不说，更重要的是自己动手的成就感和可控性，再也不用看tony老师[②]的脸色，心疼自己的支付宝账户余额了。本节重点盘点一下折腾头发相关小工具的变迁历史，你可以"对号入座"，看看自己都"败家"过哪些？

一、传统美发工具

最常用的美发造型工具，你肯定有电吹风、卷发棒、直板夹，这些是美发达人们的入门款配置，只是随着科技发展，变得更加智能化，不仅外观上更小巧让人爱不释手，操作也傻瓜式，智能化，根据不同的头发类型、环境条件和个人需求，提供定制化的造型体验。比如智能电吹风通过内置的智能芯片，实时监控和调

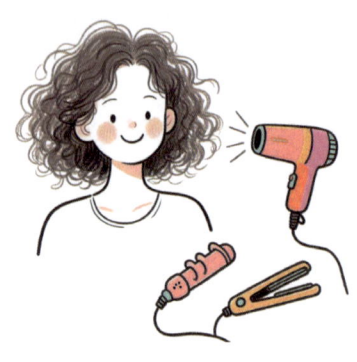

---

① DIY："Do It Yourself"的英文缩写，指自己动手做。
② tony老师：理发师的别称。

整温度，做到自动调节风速和温度，降低了对头发的热损伤，让吹风更安全。有人喜欢造型百变，智能自动卷发棒能够根据你喜欢的卷发大小和风格，自动吸入并卷曲头发，使卷发效果更加均匀自然，让"手残党①"也可以体验自己做造型的快感。最新的产品还配备智能温控和定时功能，可以根据头发的状态调整最佳温度和时间，你就说，还有tony老师什么事儿。不仅是造型师们有失业风险，按摩师们的工作机会也岌岌可危。智能发梳内置智能芯片，能够通过振动、加热或气流等方式帮助用户实现头发造型。你以为这就完了？智能梳子还能帮你做深层护理和按摩。头皮的血液循环通畅了，发质自然强健。更智能的是，它还能根据不同发质调节力度，加强体验感，同时减少头发毛糙和静电问题。有了这些智能小帮手，还有必要去美发店吗？

二、三维打印

当然，折腾头发远不止美发店那点事儿，买单的机会多得是。哪个姐妹抽屉里没几个拿得出手的发饰呢。没人愿意戴"大路货"，跟别人撞车。好在现在有科技助力，3D打印让人人都秒变

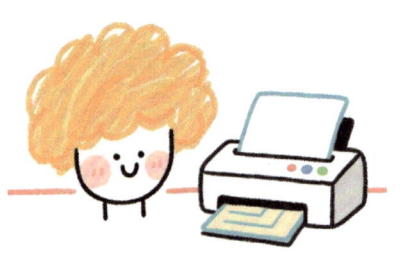

设计师，天马行空、个性化地设计出与众不同的造型，只属于你自己的孤品，也不用担心头太大或太小而买不到合适的尺寸。

3D打印同样适用于假发领域，只要对着电脑屏幕按下选择和确认键，就能拥有符合自己头型、发质和风格的定制款假发，匹配度足以做到以假

---

① 手残党：手指不灵活、按键频率慢的玩家的统称。

乱真。如果担心效果不理想，还可以通过虚拟现实（VR）和增强现实（AR）技术，轻松体验不同的造型，既可以自己挑选，也可以让 AI 帮你分析和设计，让选择更明智，彻底告别"后悔药"无处可买的窘境。

三、光疗设备

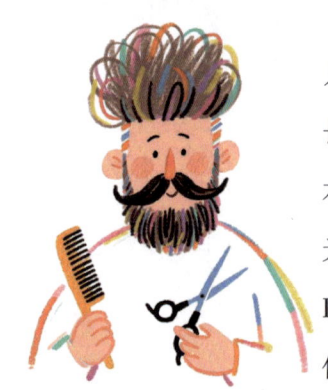

折腾头发的前提是有头发，假发只能遮盖，只是权宜之计，"脱发星人"最希望的还是能长出自己的头发。科学家们当然理解，生发技术也在不断地推陈出新。就像植物生长需要阳光、雨露，头发的生长过程也可以让光来帮忙。LED 光疗通过刺激毛囊，促进血液循环和细胞代谢，加速毛发的生长，由此诞生很多方便使用的家用便携式设备，如激光梳、激光帽、生发头盔等，而且非常智能，会根据脱发改善情况自动设置能量，还能及时提醒你坚持治疗，就像你的贴身生发小管家。

四、科学手段

当然，真正的治疗还得在医院进行。CGF 技术通过提取患者自身的血液，浓缩其中的生长因子，有效促进毛囊活化，以及改善毛发的生长环境。该技术已经很成熟，且用于治疗脱发，可让头发更加健康、浓密。未来，干细胞相关疗法有望成为治疗脱发和强健毛发的有效手段。要说缺点也有，最诟病的就是得定期来医院接受治疗，期待将来能够通过远程操控实现隔空治疗。

科技改变生活，随着 AI 技术的快速发展，人们可以获得更好的毛发护理与管理、个性化定制与选择治疗方案等。但无论科技如何发展，人类仍是科技的主宰。发明 AI、利用 AI、引领 AI，我们相信，未来必定更美好。

4

古代脱发治法全景

脱发问题对于古人同样是困扰,但古人知难而上,在物质和科技都匮乏的年代,展现无穷的智慧,草药也好,巫术也罢,从简单的护理到复杂的治疗配伍,每个历史阶段和国度都留给我们其独特的见解与瑰宝,供自由取舍。本书的末尾,让我们全面复盘一下聪明的祖先到底做了什么。

一、古埃及:神秘的配方与仪式

古埃及是古代文明起源的"排头兵",在审美上也展现了高标准,以美妆到牙齿的艳后为代表,其对头发爱护有加,不仅注重日常护理,还借助宗教信仰,赋予头发美学更高的标准。《埃伯斯纸草书》中记录有多种治疗脱发以及护发养发的配方。其中一种较为流行的方法是将鳄鱼脂肪、狒狒毛和蜂蜡按比例混合,用于涂抹头皮,以刺激毛发生长。他们非常相信这些我们看似不着调的原料蕴含着生命的能量,可以帮助恢复毛囊活力。

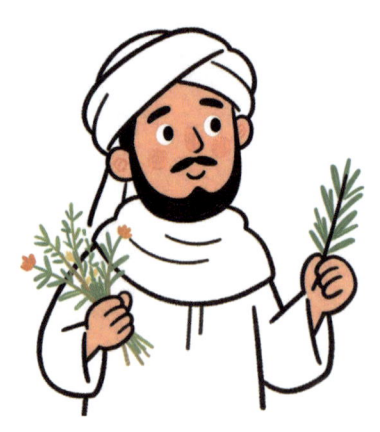

头发长于头皮,连接大脑,与太阳的距离最近。这些信息让古埃及人信奉头发与灵魂相连,脱发可能意味着神灵的不满。因此,他们会通过祭

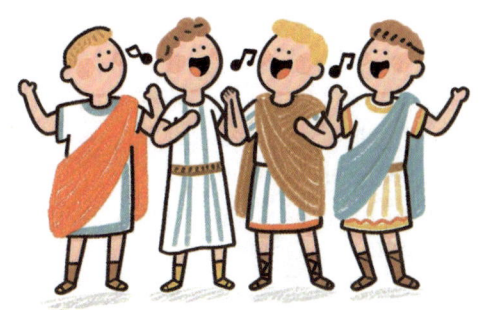

祀仪式请求神灵的原谅与赦免,配合药膏涂抹,加快恢复健康。这何尝不是物理治疗联合精神疗法的原始雏形。

假发文化在古埃及盛行,不管是否脱发,贵族和僧侣普遍佩戴假发,用以彰显身份的高贵。对于恰巧脱发的人群,正好可以顺便掩盖没有头发的窘境,一石二鸟。现在分析,是否存在最初倡导这种流行趋势的贵族就是严重的脱发患者这一事实不得而知。考古学证实,那个年代的假发就已经非常高端了,大多由真人头发或羊毛制成,并使用芳香油护理,确实不是一般人能负担得起的。

二、中国古代:调养内外的智慧

中国古代医学较为发达,早期就重视整体调理,认为脱发与气血不足、肾虚密切相关。中医强调内外结合的治疗策略,这一理论和辨证施治的思路沿袭至今,印证了中医中药内核的稳定,博大精深。

中医经典《黄帝内经》提出,"肾主骨,其华在发",说明肾气衰弱会导致头发脱落。因此,何首乌、熟地黄、当归等滋补肾精的药物从那时起就被广泛用于脱发的治疗,至今仍不失江湖地位。《本草纲目》中曾记载用生姜擦拭头皮促进血液循环的疗法,现代人虽然也在将其作为偏方应

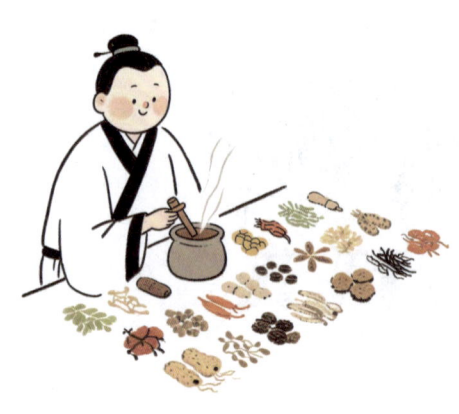

用，但科学研究证实其本身不但不能促进生发，反而会加重头皮炎症。面对中医的辨证施治，我们也应辩证地去接受。还有人将芝麻油与柏子仁调和后作为外用制剂涂抹，具有滋养头发的功效。看来我们的祖先也偏爱开发护发小妙招。

针灸与按摩由来已早，中医认为刺激头皮穴位可以疏通经络，促进头皮血液循环。百会穴和风池穴尤其重要，结合手法按摩可改善脱发。现代人的微针与其相比，更像是机枪扫射，反倒不如古人精准，靶向性更强。

食疗是古人善用的方法，古代医书早有记载，强调多吃黑芝麻、核桃等补益食品，对改善脱发有帮助，但后人有些以讹传讹，辅助和治疗本就是两个概念，不应混淆。

古人闻鸡起舞，日落而归，几乎没有夜生活，作息相对规律。那时候就能提出通过减少熬夜、保持心情舒畅来调节肝肾功能，以防脱发，也算是相当超前。

三、古印度：阿育吠陀的自然疗法

印度也有一套自己的医学体系，谓之阿育吠陀，它主张脱发是身体失衡的结果，所以应该通过恢复平衡来解决问题。古代虽然科技没有那么发达，但自然资源丰富，古印度广泛使用触手可及的植物来治疗脱发，如椰子油、芦荟、印度楝树（Neem）和印度鹅莓（Amla）等。这些草药被认为具有滋养毛囊和促进头发生长的作用。印度与中国毗邻,因此有些理论也容易共享,例如,阿育吠陀强调用药油(如芝麻油和椰子油)按摩头皮,有助于放松身体,同时促进头皮血液循环,刺激毛发生长。

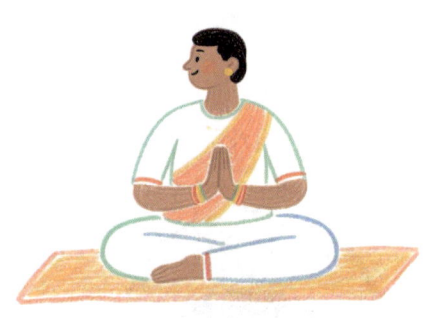

瑜伽是印度的重要标签,难度也较高,其中的头倒立姿势被认为有助于改善头部血液循环。理论上确实通顺,倒立时由于重力作用,头部血液循环增速,确实能在短时间内有助于毛囊的营养供给,只是鲜有人能长时间持续单独靠倒立长头发。另外,古印度人坚信冥想可以缓解压力,间接改善脱发。

四、古希腊与古罗马:科学与迷信的结合

古希腊和古罗马这个阶段比较乱,医学逐渐从巫术中分离,开始萌芽,但巫术仍不愿退出历史舞台,两者交织融合,缠绕式发展,经常相爱相杀。

希波克拉底(Hippocrates)不愧是医学之父,他敏锐地发现男性脱发与睾丸功能有关,遂尝试用鸽子粪便和其他混合物涂抹头皮,虽然效果有限,但已是跨越式的突破。古罗马人迈入"小资"的步伐较快,他们日常会用橄榄油与迷迭香的调制品涂抹头皮,认为滋润头皮的同时有助于改善头发稀疏问题,做到治疗和享受两不误。历史的局限性仍然让很多人坚信特定的符咒和护身符可以防止脱发,极端者甚至会在头皮上涂抹动物血液,以求神灵庇护,保护日渐稀疏的头皮,维护健康。

五、阿拉伯世界：草药与蒸疗

中世纪的阿拉伯医学家阿维森纳（Avicenna）在《医典》中记载了许多针对脱发的治疗方法。他被誉为那个年代的毛发神医。阿拉伯人喜欢各种植物香料，他们尝试用迷迭香、百里香和茴香等制作药膏，促进毛囊和毛发生长。他们同时发现，蒸汽产生的高温和高湿度环境有助于扩张毛孔，促进药物吸收。因此，他们常将植物香料与草药结合做局部熏蒸，在美容、美发领域用途很多。

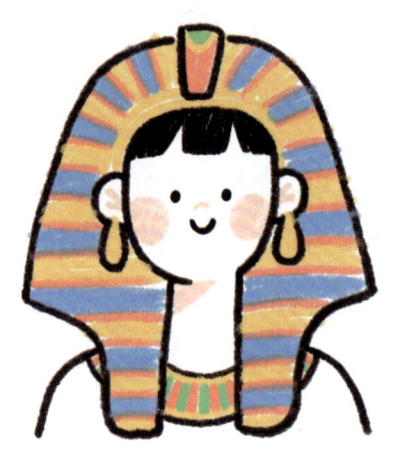

阿拉伯医学很早就认识到不良饮食习惯会导致脱发，虽然当时不会有条件大鱼大肉地大快朵颐，正因如此，他们能提出食用富含维生素 E 的食物，如坚果和橄榄等建议，实属难能可贵。

六、东南亚与美洲：民俗疗法

椰子油是具有东南亚地域特色的食物，也被当地人用于脱发的治疗，但更多的是作为溶媒与姜黄等草药混合使用。头皮按摩与印度的阿育吠陀类似，谁学谁无从考究，但理论上是相通的，东南亚的传统按摩疗法同样强调通过按摩来激活毛囊。

美洲土著居民也是聪明绝顶。芦荟汁、仙人掌果浆都成为他们探索生发的天然材料；他们信奉天人合一加上祈祷仪式，能促进头发生长。

尽管古人面对脱发的探索缺乏现代科学依据，但在当时的历史环境下，

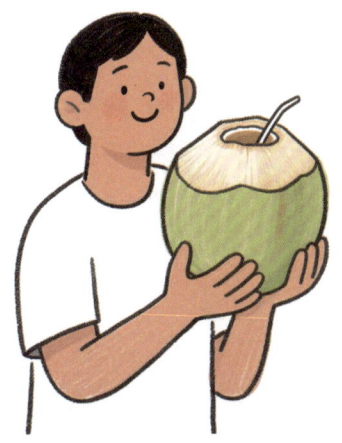

已经突破极限，非常难能可贵。更重要的是，他们对自然疗法的开发理念以及展示的智慧值得我们借鉴。现代医学技术在飞速发展，我们没有理由不努力，在古人经验的基础上去探求更有效的治疗方案。